康复医师修炼宝典
——从标准到表单

屈　云／主编

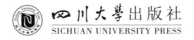

四川大学出版社
SICHUAN UNIVERSITY PRESS

图书在版编目（CIP）数据

康复医师修炼宝典：从标准到表单 / 屈云主编 . —
成都：四川大学出版社，2023.3
（康复医学"从"系列）
ISBN 978-7-5690-5422-4

Ⅰ . ①康… Ⅱ . ①屈… Ⅲ . ①脑血管疾病－康复
Ⅳ . ① R743.309

中国版本图书馆 CIP 数据核字（2022）第 061859 号

书　　　名：康复医师修炼宝典——从标准到表单
　　　　　　Kangfu Yishi Xiulian Baodian——Cong Biaozhun dao Biaodan
主　　　编：屈　云
丛 书 名：康复医学"从"系列

丛书策划：许　奕
选题策划：许　奕
责任编辑：许　奕
责任校对：张　澄
装帧设计：墨创文化
责任印制：王　炜

出版发行：四川大学出版社有限责任公司
　　　　　地址：成都市一环路南一段 24 号（610065）
　　　　　电话：（028）85408311（发行部）、85400276（总编室）
　　　　　电子邮箱：scupress@vip.163.com
　　　　　网址：https://press.scu.edu.cn
印前制作：四川胜翔数码印务设计有限公司
印刷装订：四川盛图彩色印刷有限公司

成品尺寸：170 mm×240 mm
印　　张：11
字　　数：224 千字

版　　次：2023 年 3 月 第 1 版
印　　次：2023 年 3 月 第 1 次印刷
定　　价：89.00 元

扫码获取数字资源

四川大学出版社
微信公众号

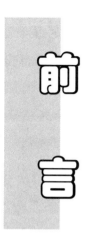

前言

　　说起生活中的混乱和职业中的困苦，我和身边人没有谁不为其烦恼。而且很多医务人员都有白天"抓瞎"很疲倦，晚上焦虑睡不好的情况。有一种"良方"可以让医务人员保持乐观，减少职业焦虑，那就是表单。

　　笔者分享以下一些观点，与大家共勉。

　　一、表单的设计灵感

　　首先，讲两个小故事。20多年前，笔者到美国学习康复医学，当时我印象最深的是在每一个教室门口都有明确的当天课程表，而不是如国内一样，把课程表交给每个学生，让学生自己去固定教室上课。国外大学的选课制度规定，除了极少部分的专业课，每个学生可以选择不同的公共课程，不同专业、年级的学生需要在一个教室完成课程学习。所以每天上课之前，在教室门口确认课程内容是非常有必要的。教室门口的课程表非常清晰，一目了然，让每个学生知道在什么时间上什么课。每天更换的课程表让学生更好地选择自己的听课时间，可以在空闲的教室中自习，也可以选择感兴趣的课程，跨专业自由地听课。

　　我参观了停泊在美国加州屋仑港口的中途岛号航空母舰博物馆，发现1945年下水的航空母舰上的每一个舱门门口都有明确的执行表单。表单内容包括时间段、功能、负责人、联系方式等。能将航空母舰上数千人的生活安排得井井有条，表单功不可没。研究者发现，表单化管理是最高效、最安全、最简洁的对复杂系统的有效管理模式。每一张表单各不相同，经过反复推敲完善。而且，通过上百年的实践验证，表单化管理仍旧是航空母舰等复杂系统最可靠的管理方式。表单化管理帮助笔者顺利度过了求学期间一年共70个学时的康复研究生留学生涯，从每天9学时上课、4个小测验、20页论文作业、200页英文教材阅读的"抓瞎"状态，平稳过渡到高效的学习模式。

　　表单是条理的展现，条理是规则的实施，没有规则无以成方圆。表单利用文字起到"通用公式"的作用。公式是人们在研究自然界现象与物、物与物关系时发现的一些联系，并通过一定的方式表达出来。公式可以是文字描述，也可以采用数学符号表示，具有普遍性，适用于同类关系的普遍问题的表现和解决。笔者针对康复医学的复杂临床实践，进行分析总结，尽可能将有普遍特性的康复临床现象和解决方法总结出来，以供读者参考。

　　二、表单的需求人群

　　（一）转专业的康复医师

　　笔者作为中华医学会以及省级、市级医疗事故鉴定专家和司法鉴定专家，参与了多次人身伤害相关的事故鉴定会议，在回溯分析医疗事故和差错确立案例时，发现当事医务人员在日常或危急治疗中的很多操作细节违反了医疗规范，导致医疗差错发生。而这些医疗差错发生的原因大多并不是当事医务人员没学过正确方法，也不是不会做，而是"想不到""记不起""忘了做""漏了做"等。以一个正规的心肺复苏技术为例，在教科书中，从病因、病机到设备参数，从操作摆位、频率到力度要求，从评估标准到观察体征，内容描述详尽细致。

写书的专家可以坐在办公室仔细推敲、字斟句酌，但操作者却是大汗淋漓、心情激荡，谁都不可能在危急关头记住所有的内容。对于如何克服人类遗忘对医疗流程的不良影响，大家总结了无数办法，比如反复培训、定期考核、简化流程、总结口诀、标准化、流程图和分列表单等，这些办法在临床上发挥了有益的作用。但是，目前针对康复医师，还没有一本完善详尽的关于康复患者从入院到出院的标准干预流程图书。基于此，本书采用制定标准化流程表单的方法，让康复医师在关键环节通过表格选项减少临床遗忘、遗漏的情况出现。很多时候，临床上的一个提示，就能完善一个检查或查体项目，拯救一条人命。希望本书能帮助转专业的康复医师尽快适应康复临床要求。

（二）刚完成康复医生专科培训的医师

老医师和青年医师学习的是同一本教材，为何多年后差异这么大？关键在于坚持学习、习惯性学习、不断总结经验、形成惯性思维和肌肉记忆。惯性思维是好还是坏？其实有好有坏，把正确的查体和临床相关流程变成惯性思维，有利于快速获得正确的临床诊治方案，这是好的，如疼痛的诊断思路、急救处置流程等。如果思维僵化，不能接受新生事物，固执己见，就是坏的，如陈旧的用药习惯、反复出错的治疗计划等。我们应该发扬好的惯性思维，尽可能消除坏的惯性思维。什么是肌肉记忆？人体肌肉具有记忆效应，同一种动作重复多次之后，肌肉就会形成条件反射，在相同刺激时肌肉会按照前期训练完成惯式动作，如音乐演奏、开车等，也包括心肺复苏术中按压胸前的速度和深度训练、膝关节的触诊检查等。人体肌肉获得记忆效应的速度十分缓慢，反复多次才能获得终生难忘的记忆。若重复次数较少，获得的肌肉记忆会很快被遗忘。在临床上，对于查体和相关肌肉参与的流程，如果能获得肌肉记忆，我们就能更快更好地对患者进行临床诊治操作，如心脏叩诊、腰背肌触诊、抽屉试验、恐惧试验等。本书就是一部训练惯性思维和肌肉记忆的宝典。

（三）独当一面的康复医师

康复医师是近年来才有资格认证的，与其他医学专科不同，没有高级的指导医师可以依靠，基层临床康复医师往往是孤独的"小青瓜"。而且，由于近年来人民群众的高质量生活需求爆发式增长，大量需要康复的患者涌入康复医学科。病房硬件问题可以花钱解决，但有现代康复教育背景的专家队伍则需要数代人的积累才能建立。

（四）充满疑惑的康复医师

康复医师在临床上有感到苦、痛、难、涩的时候：不能解决患者的苦，不能拯救生命的痛，不知选择何种治疗方案的难，不能被患者及家属理解的涩。当时当景，最需要的是一位解惑的"名师"，为自己照明方向、指点迷途。由于康复医学是新兴学科，有专业康复教育背景的高年资医师匮乏，从内科、外科、中医科或中西医科等转专业的康复医师，往往按照惯性思维，遵循以前的临床经验，对康复医学的基本理论知识不屑一顾或一知半解，对功能障碍、现代康复技术和创新干预方式浅尝即止，往往感到迷糊。"听起来好高深、好有道理"，可为啥我不能用？患者怎么不按照教科书上的内容或老师讲的体征发病？这个时候，本书可以帮助解决部分临床问题。

（五）正在跨越期的康复医师

目前，成为一名合规的康复专科医师，全套正规康复医师教育体系一般包括5年本科、3年硕士、3年博士、3~5年专科培养，完成执业一、二、三科目考试，才能成为"小青瓜"。当然，学位学习可能有缺失的时候，也有可能专科培养被中断或替代。规范培养代表职业发展深度，学位学习代表职业发展高度。故在康复专科医师的完整培训中，时间成本和经济成本都非常高昂。临床康复医师在任一学习阶段都可能出现职业倦怠、迷茫和颓废，对于顺利地跨越阶段与阶段之间的"界碑"，本书有所助益。

三、表单的科学性

按照辩证观的唯物论原理，现代医学充满不确定性，没有不变的理论。医学是科学，科学的特点就是可分类、可重复、可变和可验证。所有不可改变的物体或者思维都不符合辩证观，故医学体系被不断完善。

表单是一个建立在可检验的医学解释和对医学客观事物的形式、组织等进行规范操作的有序知识系统上，系统化和公式化的医学知识。表单是一种态度、观点、管理方法的表现形式，是科学化的体现。

表单不是一成不变的。人类对于医学的认识会不断加深，科研就是怀疑一切，临床就是正确重复，教学就是快速复制。医学正常值也是一个相对的概念，部分医学正常值的设定是参考95％可信区间，不同的人种、年龄段和基础疾病，可能导致正常值的偏差非常大。如对于他汀类药物的使用，有人提出了不能单纯参考血脂代谢的正常值，虽然健康人的低密度脂蛋白（LDL－C）水平在3.4mmol/L以下就合格，但酗酒、长期吸烟、有"三高"的慢性病患者，最好控制在2.8mmol/L以下，而脑卒中、冠心病等心脑血管疾病患者控制在2.2mmol/L以下更安全，心梗、肺梗、动脉夹层、冠心病等高危疾病确诊的患者要降至1.6mmol/L以下才安全。医学研究是不断进步的，表单的内容也需要不断调整，以符合医学研究的进展。这才是表单使用的辩证观。

表单的可变性体现在其内容的创新上。医学技术是创新，理论是创新，管理是创新。

表单是有局限性的。表单是既往经验的总结和规范，使用者要知道表单的局限性。表单可以尽可能达到预防各类"灰犀牛"事件的目的，但是对"黑天鹅"事件只能后知后觉地持续改进。"黑天鹅"事件一般是指那些出乎意料发生的小概率高风险事件，一旦发生，影响足以颠覆以往任何经验，具有不可预测性。"灰犀牛"事件指大概率且影响巨大的潜在危机，这个危机有发生变化的可能，是可预测的。针对康复医学，预防长期卧床后的深静脉血栓、肺部感染、尿路感染和褥疮属于"灰犀牛"事件，要重点防范。而癫痫、气道塌陷等属于"黑天鹅"事件，只能密切观察，在出现后才能有针对性地治疗。

四、表单如何使用

表单是规范管理的体现，是基于长期临床实践总结的经验。每个单位和个人可以根据具体情况进行修改，但是改好后的表单必须要规范使用一段时间才能获知其完善与否。我们建议，一年一大改、一季度一小改，改后必须严格执行。当然，具体情况具体分析。过优不及。表单化规范管理是文明的体现。人类行为要受到一定约束才能实现集体意志，医学更是如此。

本书中的表单分成三个部分进行描述。第一部分是表单的表格，也是临床中常用的内容，可以直接复印或修改后打印出来使用。在临床上很多表单只要回答是或否，打钩就行。第二部分是对表单中涉及的一些知识点进行解析，有助于理解表单设计的背景知识。第三部分是对表单中的知识点进行一一对应说明，让使用者更好地理解各个栏目的内容。

读本书时，时间充裕时可以按照章节顺序阅读，形成具有逻辑关系的知识框架；也可以根据需要跳读或选读某个章节，获取自己需要的知识。要学会适当放下、适当取舍、适当奉献、逆向思考，形成自己的表单逻辑建构，这样能更好地养成表单思维。

有人在临床上问过我，哪张表单是最重要的？其实，本书的每张表单都是针对单一的临床常见问题，不同问题肯定需要不同的对应表单。一定让我来选择重要性，则是个个都重要，因为每一步出错都是大错！

五、表单的促成背景

在我国，1998年前是没有有资格认证的康复医师的。康复执业医师考试是从1999年正式开始的，而具体条文于1998年才颁布，故康复医师资格认证是从1999年后才开始推行的。1998年前的康复医师大都是从其他专科或专业转入康复医学领域的。老一批康复医师怀着对康复医学的热爱，毅然转身、自学成才，促成了康复医学在国内的萌芽和星火燎原。当时处于转型期的康复医师是彷徨的、苦闷的、失落的，也是幸福的。从20世纪90年代末到21世纪初，渴求进取的康复人前赴后继地乘着开放的浪潮远赴海外，到美、英、澳、德等国如饥似渴地吸取康复精华。当年的生活水平差异，导致对国外富裕生活的追求，一部分留学人员留在当地生活。当时，室友的一句话对我触动很大："回国奋斗10年，一片瓦都买不起。在这里，只要晚上打工，坚持2个月可以买车，坚持2年可以贷款买房。我不比别人笨，机会这么多，为何不努力改变命运，成为别人眼中羡慕的星光呢？不争取留下来，我傻呀。"但是，也有一部分心怀雄志的"傻子"归国后撑起了国内康复医学的脊梁。时代变迁，大浪淘沙，坚持留下转专业的康复医师需要知识更新，掌握康复医学的新进展。本书可以让他们受益，找到很多熟悉的内容，获得共鸣。

我国2001年才开始有正规学位培养的康复医师毕业人员（早期有理学学士学位或临床医学医技方向医学学位），故2000年以前出国学习康复技术的大都是转型的医师，临床医学背景结合康复治疗技术发挥了综合叠加效能，促进了我国康复医学从初期开始的高起点、高标准和高附加值发展。甚至，早期从事临床康复治疗的人员，均是有康复医师资格证（或护士资格证）和康复治疗师资格证的双料人员。2003年康复治疗技术专业（医技）正式被教育部《普通高校专业目录》收入，促进了专业招生和可持续人才培养。故希望这部分做康复治疗的双料康复医师或其他医务人员也可以从本书获益。

六、表单是神秘配方吗？

本书中表单是笔者在30多年的临床工作中不断验证和持续改进

的。在长期实践中，表单化管理发挥了非比寻常的临床作用，促进了很多学习过表单化管理的青年康复医师职业技能成长和良好习惯养成。

实际上，表单化管理已经应用上百年，影响了上亿人的生活与工作。成功的人均会不自觉地显性或隐性地运用表单化管理中的条理梳理和时间规划技能，从而修正自我的人生轨迹，合理安排时间，高效享受人生。表单是在长期实践中总结出来的管理方法，既不是玄学、神学，也不是秘方。

表单化管理的优点在使用中可以随时显现，先用优于后用，多用优于少用，隐性使用优于单纯填写表格，形成惯性思维优于文字叙述。形成表单思维可以影响人生，奠定成功的基础。采用表单思维，不随波逐流，不妄议玄机，以条理清静之道去安排个人的事业和生活，不用投机取巧的办法去走捷径，才能收获完美人生。

正如笔者对博士后、博士、硕士和青年康复住院医师的每周寄语：努力创造未来，执着造就辉煌，付出成就希望！不走捷径，不挣快钱，不等"馅饼"，坚定信念！学业不取巧！

这是笔者设计之初的思路：复杂的事情简单化，简单的事情重复化，重复的事情精湛化，精湛的事情规范化，规范的事情标准化，标准的事情表单化。希望本书能获得更多读者的认可。

屈　云

2022.10.10 随笔

目录

第一章 康复临床难点解析表单

一、表单内容

康复临床难点解析表单见表1-1。

表1-1 康复临床难点解析表单

分类	内容	是否
表单基础	表单的设计灵感（前言） 表单的需求人群（前言） 表单的科学性（前言） 表单如何使用（前言） 一定要遵从表单吗（前言） 表单的如何使用（前言） 哪张表单最重要（前言） 表单的促成背景（前言） 表单是神秘配方吗（前言）	□是，□否
基本技能	问诊策略（第四章） 系统性查体思路（第四章） 专科性查体思路（第四章） 查体"六定"思路（第四章） 医嘱的概念（第六章） 医嘱的类型（第六章） 医嘱的执行（第六章） 医嘱的顺序（第六章） 医嘱的依从性（第六章） 康复流程制定和记录（第七章） 患者病情筛查和分类（第七章） 康复服务人群和协调（第七章） 康复医学临床用药需求（第八章） 康复医学临床用药权限（第八章） 康复评定的作用（第五章） 康复表单的分类原则（第五章） 康复医学临床用药决策（第八章） 出院标准选择（第十六章） 出院病情证明书（第十六章） 出院患者满意度（第十六章） 患者出院转归（第十七章）	□是，□否

续表1-1

分类	内容	是否
临床规范	意识状态评定（第二章） 生命体征评定（第二章） 依从能力评定（第二章） 下床能力评定（第二章） 风险控制（第二章） 辅助检查的概念（第三章） 辅助检查的分类（第三章） 辅助检查的选择（第三章） 辅助检查替代查体趋势（第三章） 临床路径的目的（第十四章） 临床路径适用对象（第十四章） 临床路径诊断依据（第十四章） 选择治疗方案的依据（第十四章） 临床路径标准住院日（第十四章） 进入路径标准（第十四章） 变异及原因分析（第十四章） 专科医院发展（第十七章） 社区康复定义（第十七章） 社会康复定义（第十七章）	□是，□否
进阶管理	重症康复的概念（第九章） 重症康复的关键点（第九章） 重症康复的精髓（第九章） 为啥人能不死（第九章） 并发症分类标准（第十一章） 医源性损害（第十一章） 良肢位的重要性（第十一章） 转移性伤害（第十一章） 组织再生与功能再生（第十一章） 疗效预测与现代预测学（第十五章） 疗效预测与传统预测学（第十五章） 疗效预测与自然改造力（第十五章） 病历记录的重要性（第十二章）	□是，□否

分类	内容	是否
高阶技巧	应急表单分类（第十章） 应急表单要求（第十章） 应急 SOP 表单设计（第十章） 医疗风险定义（第十二章） 医疗意外定义（第十二章） 不良事件定义（第十二章） 医疗差错定义（第十二章） 医疗事故定义（第十二章） 医疗纠纷定义（第十二章） 产生医疗风险的原因（第十二章） 不良事件分类（第十二章） 不良事件报告制度（第十二章） 沟通的义务（第十三章） 沟通的模式（第十三章） 沟通的内容（第十三章） 沟通的隐私（第十三章） 健康需求与卫生经济学（第十二章） 效果风险比（第十二章） 边际收益递减（第十二章）	□是，□否

注：仅供参考，按照临床需求修改。

康复住院流程管理表单见表1-2。

表 1-2　康复住院流程管理表单

分类	内容	是否
入院管理	入院病情筛查分类表单（第二章） 入院辅助检查表单（第三章） 入院专科查体表单（第四章） 入院康复评定表单（第五章） 治疗医嘱选择表单（第六章） 康复医学综合干预流程表单（第七章） 入院基础选药表单（第八章）	□是，□否
院间管理	重症康复患者日评表单（第九章） 院间应急管理表单（第十章） 康复常见并发症管理表单（第十一章） 康复疗效预测表单（第十五章）	□是，□否
出院管理	出院处置流程表单（第十六章） 出院后转归表单（第十七章）	□是，□否
质量控制	风险管理表单（第十二章） 沟通交流表单（第十三章） 康复临床路径表单（第十四章）	□是，□否

注：仅供参考，按照临床需求修改。

康复治疗师参与表单见表1-3。

表1-3 康复治疗师参与表单

分类	内容	是否
入院康复评定表单	康复评定的作用（第五章） 康复表单的分类原则（第五章）	□是，□否
治疗医嘱选择表单	医嘱的概念（第六章） 医嘱的类型（第六章） 医嘱的执行（第六章） 医嘱的顺序（第六章） 医嘱的依从性（第六章）	□是，□否
康复医学综合干预流程表单	康复流程制定和记录（第七章） 患者病情筛查和分类（第七章） 康复服务人群和协调（第七章）	□是，□否
重症康复患者日评表单	重症康复的概念（第九章） 重症康复的关键点（第九章） 重症康复的精髓（第九章）	□是，□否
出院后转归表单	患者出院转归（第十七章） 专科医院发展（第十七章） 社区康复定义（第十七章） 社会康复定义（第十七章）	□是，□否

注：仅供参考，按照临床需求修改。

二、表单说明

（一）临床表单的特点

康复临床的规范、流程和制度均可以用表单体现。表单包括文字型表单、数字型表单和混合型表单。

表单有别于流程图和思维导图，其不是单向、双向的标注，而是包括多方向的关系。表单在单位页面或纸张面积下，可以拥有比流程图和思维导图多得多的信息披露。

表单主要负责传递信息。一张表单有三个基本组成部分：表单标签、表单域、表单选择按钮。表单标签包含表单信息所用的基本分类。表单域包含文本框、密码框、隐藏域、选择框和解释等。表单选择按钮包括统计、复位和选择等功能。可以用表单来梳理临床流程和各种重要工作细节。

表单在康复临床中的特性有以下几点。

1. 康复表单的导向性：表单具有导向性，可以指导临床实践，明确规范临床操作，标识出临床操作的步骤和重点。对照表单还可以检查临床每个操作步骤的完整性，实现对临床各个步骤的把控。

2. 康复表单的积木性：这也是康复表单的模块化表现。表单由于具有特殊的结构，不仅可以自由搭建，还可以按照需求随时拆分或者增加内容。对一个单独部分的拆分或者增加，不会影响整张表单的完整性。

3. 康复表单的简洁性：表单要求尽可能用简洁的文字表达。所以，同样的纸张面积下，表单可以表达更多的内容。

4. 康复表单的分解性：一张表单可以根据需要变成多个维度的子表单。每个子表单可以独立存在，完成其自身的功能。这种可以分解使用的特性就是康复表单的分解性。

5. 康复表单的便利性：在实践中不需要有很详细的文字记录，一般仅仅只需要简单地填上数字或者打勾就可以进行选择，完成相关的内容填写。

6. 康复表单的普遍性：表单往往需要在长期的临床实践中或者根据专家共识、指南、法律法规、循证医学证据等总结出来，故每一张表单都有在相似条件下使用的普遍性特征。

（二）临床表单的作用

临床表单的作用是基于康复临床要求和表单自身的特点总结出来的，主要包括以下几点。

1. 减少认知负荷和偏差：表单通过对复杂问题进行一步步分解展示，让一个大系统独立成各个小部分，减少干扰元素。大多数时候只有唯一的选择，认知阻碍就降到最低，让使用者只需要专注完成分步骤的简单小任务，就能实现大任务的完美完成。

2. 更容易发现错误：在完成小任务时，错误可以很容易被发觉，并被尽早呈现出来。

3. 易于追踪行为：如果一个大任务没有能够完成，操作者中途退出，可以通过对小任务表单的梳理，发现问题所在，让继任者能快速接手完成任务。

4. 使用界面友好：相对于文字说明，表单内容简洁明了，放弃了很多拖沓的描述，可以让阅读者快速发现重点。

5. 对数据更有掌控力：对完成度一目了然，展示的每一步都更接近目标，操作者和检查者都能明确进度。让使用者在填写表单时，获得积极的感受。

6. 可不断设计和完善：先期的设计可以只呈现最重要的信息，在使用过程中可以不断补充、修改和完善。最好养成定期修订的习惯，让临床表单更加完善，如本书收集的临床表单都是每年一大改、每季度一小改。

（三）临床表单的缺点

要充分认识康复临床采用表单化管理的缺点，尽可能在实践中避免。常见的缺点有以下几点。

1. 信息内容不全：由于表单自身的设计特点，其使用的文字必须简洁明了，不可能大段大段引用相关依据和注意事项。所以，在使用临床表单之前，要进行专业的学习和在实践中试用，尽可能熟练掌握表单的内容，这样才能在临床中顺利使用，保障临床使用的安全性。

2. 不能在多表单中随意引用：基于表单设计的完整性，每张表单的表单标签是有一定差异的。如果要使用多张表单的内容，一定要注意表单标签的差异，尽可能按照单独表单来实施临床操作。

3. 敏感数据需要加密：表单简洁明了、直观。在临床上填写表单的时候一定要注意保密，对敏感内容或隐私数据进行遮盖或者保密书写，防止非专业人士或者患者家属等对表单内容产生异议，诱发医疗纠纷。

（四）表单中"是否"释疑

我们在临床上使用的表单具有导向性和选择性，一般按照不同章节，"是否"的选项栏目意义有很细微的差别，主要包括以下几点：

1. "是否"代表是否选择相关的栏目进行临床实践。

2. "是否"代表在临床实践中是否完成了相关栏目。

3. "是否"代表在临床上是否存在相关内容。

4. "是否"代表在临床上是否完成了相关内容。

5. "是否"代表在临床上是否有完成相关内容的能力。

三、表单解读

本章是整本书的导引部分。由于目录编制的特性，只能采用单一的按照内容完整性的顺序进行标注，而康复临床需要不同的检索方式，以方便阅读和查询，编纂到文后的索引又不能体现内容的重要性和完整性，故我们单列一章，对本书的内容按照不同要求进行编排，用表单的方式作为本书的第一章内容，方便临床医师结合不同需求进行查询。

（一）康复临床难点解析表单

本部分内容是基于本书中常见康复医学的难点进行整理编排的，主要分为表单基础、基本技能、临床规范、进阶管理和高阶技巧五个部分。专门在条目的后面括号内标注了在书中的章节位置，便于康复医师查找。

（二）康复住院流程管理表单

在康复住院流程管理表单中，我们按照入院管理、院间管理、出院管理和质量控制四个方面进行归类总结。这部分内容是严格按照患者住院时间流程进行梳理的。对患者入院、院间到出院等几个方面的流程进行仔细总结，每个部分有其自身的管理特点。临床上，根据患者在院的不同阶段，有需求时可以快速定位和使用表单。最后，我们标注和选择质量控制内容，包括风险管理表单、沟通交流表单和临床路径表单三个方面，以供参考。

（三）康复治疗师参与表单

康复治疗师是康复医学重要的职业群体，康复治疗师的治疗技术和临床操作，是决定康复医学疗效的重要因素之一。针对康复治疗师参与的康复临床治疗，我们标注和选择了从入院到出院的相关临床节点进行论述。表单标注了各个住院阶段康复治疗相关的流程的名词解释。对于重症康复，康复治疗师的作用也是不可忽视的，在表单中也有康复治疗师操作的内容和临床管理流程。

第二章　入院病情筛查分类表单

一、表单内容

入院病情筛查分类表单见表 2-1。

表 2-1　入院病情筛查分类表单

分类	细项	内容	是否
意识状态	GCS	Glasgow Coma Scale	□是，□否
	GLS	Glasgow Leige Scale	□是，□否
	GOS	Glasgow Outcome Scale	□是，□否
	FOUR	Full Outline of Unresponsiveness	□是，□否
	CRS-R	Coma Recovery Scale-Revised	□是，□否
	WHIM	Wessex Head Injury Matrix	□是，□否
	DOCS	Disorders of Consciousness Scale	□是，□否
	WNSSP	Western Neuro Sensory Stimulation Profile	□是，□否
	CNCS	Coma Near Coma Scale	□是，□否
	RLA	Rancho Los Amigos Level of Cognitive Functioning	□是，□否
	RLS	Reaction Level Scale	□是，□否
	SSAM	Sensory Stimulation Assessment Measure	□是，□否
	Edinburgh-2	Edinburgh Coma Scale 2ed	□是，□否
	GPCS	Glasgow-Pittsburgh Coma Scale	□是，□否
	SMART	Sensory Modality Assessment and Rehabilitation Techniques	□是，□否
	BCS	Blantyre Coma Scale	□是，□否
	PVSS	Persistent Vegetative State Scale	□是，□否

续表2-1

分类	细项	内容	是否
生命体征	T	体温	□是，□否
	P	脉搏	□是，□否
	R	呼吸	□是，□否
	Bp	血压	□是，□否
	A	瞳孔	□是，□否
	C	意识	□是，□否
	U	小便	□是，□否
	P	疼痛	□是，□否
	S	皮肤	□是，□否
依从能力	听理解	完成率达到100％	□是，□否
	视理解	完成率达到100％	□是，□否
	情绪心理	MoCA、MMSE	□是，□否
	信任度	举止言谈	□是，□否
下床能力	床边坐	转移能力	□是，□否
	辅助站立	转移能力	□是，□否
	独自站立	转移能力	□是，□否
	跨步行走	转移能力	□是，□否
风险控制	安全性	多项持续检测	□是，□否

注：仅供参考，按照临床需求修改。

二、表单说明

（一）病情分类的重要性

要根据病情对入院患者进行分类，一般由首诊医师、接诊护士、会诊医师等专业技术人员进行综合评估后分类。随着社会对康复医学服务的需求激增，康复医学科收治的患者的病情越来越复杂，故对入院患者进行粗筛分类是保证医疗安全、康复疗效和管控风险的第一道关口，也是康复医学科病房建设的关键点之一。

目前，为保障疗效和风险管控，随着康复医学科内的重症监护床位、重点监控床位或病房建立得越来越多，在入院时对患者进行病情分类，是决定安置患者去向的重点，也是一个临床难点。部分康复医学科以气管切开有无进行分类，或者以生命体征平稳与否进行分类（以哪种体征为主？这是个大问题，如考虑血压、呼吸还是体温等，差异较大），或是根据身体结构的完整程度进行分类。分类标准可以根据区域性差异、病种差异、技术差异、行政干预性差异等制定，要符合自己科室的特色。本章给出的分类方式仅作为参考。

入院时病情分类评估花费的时间也需要考虑。笔者曾跟一位老军医交谈，他说战场上战伤分类往往不超过 10 秒，必须由非常熟悉战伤的专业人员进行。地震时期，笔者多次作为医疗队队长带队进行现场急救，大量伤员出现时，医疗资源紧张，为不耽误救治，对伤员的首诊急救分类不超过 2 分钟。而一般情况下，入院或入科患者的病情分类无紧急情况时，可以细致评估后进行分类，并在后期诊治中根据患者病情随时动态调整病情分级分类。

（二）病情分类标准

要制定康复医学科入科病情分类标准，可以参考战场伤员的受伤情况分类标准，战场上急救时按照生命体征及出血量，可将病情分为四类。

1. 死亡：呼吸、心跳停止，各种反射均消失，瞳孔固定散大。

2. 危重伤：此类损伤需立即急救，严密观察病情变化，由专人迅速送往医院救治。

3. 重伤：伤情暂不危及生命，可在现场处理后在专人观察下送往医院救治。

4. 轻伤：伤情较轻，能行走，或仅有一处骨折或软组织挫伤，经门诊或者手术处理即可回家休养而不需要转送医院。

康复医学科病情分类是一个系统性任务，必须考虑多方面因素，综合评判后得出结论。结合临床康复入科患者的病情特色，我们临床上参考战伤后三类，建议将康复入科患者分为以下三类。

1. 一级症：特指因为各种原因只能床旁被动康复的患者，如卧床、重症、危症、急症的患者。

2. 二级症：特指因为各种原因可以进行床旁主动康复的患者，如部分多重耐药菌感染、心肺衰竭、早期恢复中、重症恢复中、隔离观察的患者。

3. 三级症：特指可以到治疗室完成相关康复的患者，如评估后可以积极参与康复治疗的患者等。

（三）分类评估中的关键因素

权重（Weight）：个体对整体的影响力大小的衡量指标。在分类评估中我们可能采用多种评估方式，其中，某一因素或指标的相对重要程度是根据诊治技术能力来确定的。每种评估方法的结果所占权重可通过划分多个层次指标进行判断和计算。常用的方法包括层次分析法、模糊法、模糊层次分析法和专家评价法等。

信度（Reliability）：即可靠性，指采取同样的方法对同一对象重复进行测量时，其所得结果相一致的程度。从另一方面来说，信度就是指测量数据的可靠程度。信度系数越高，表示该测验的结果越一致、稳定与可靠。系统误差对信度没什么影响，因为系统误差总是以相同的方式影响测量值，因此不会造成不一致性。反之，随机误差可能导致不一致性，从而降低信度。

效度（Validity）：即有效性，指测量工具或手段能够准确测出所需测量的事物的程度，所测量到的结果反映所想要考察内容的程度。测量结果与考察内容越吻合，则效度越高；反之，则效度越低。效度分为三种类型：内容效度、准则效度和结构效度。

敏感度（Sensitivity）：也称为灵敏度，是评估系统的特性，不是指评估的静态数值，如效度，而是指评估结果的变化值，指能否真实反映病情变化的程度。敏感度越高，对病情变化判断越准确。

实用性（Practicability）：评估方法能够实施的难易程度。部分评估方法非常精准，信度、效度和敏感度均很高，但是操作复杂，花费成本高，耗费时间长，需要专业昂贵设备，无法随身携带，版权收费，专业培训后认证使用和必须使用操作手册或图表等才能完成评定。这种评估方法在临床实践中实用性就不高。反之，便携、易记、徒手、免费而且可短期完成的评估方法，即使信度、效度、敏感度稍微偏弱，也会被临床专业人员大量采用。如 GCS 临床应用广泛；FOUR 则因为操作复杂等原因，临床应用较少，而在研究性调查中应用较多。

研究性（Research-Able）：与实用性相对，评估方法非常精准，信度、效度和敏感度均很高，操作复杂，花费成本高，耗费时间长，需要专业昂贵设备，无法随身携带，版权收费，专业培训后认证使用和必须使用操作手册或图表等才能完成评定，在科研活动中可选择使用。其提供的精准数据可以进行提炼总结，有利于科学性数据提取，具有可进行深入分析、讨论得出科学化结论的性质。

科学性（Scientifically）：是否符合客观实际，是否反映出事物的本质和内在规律，即概念、定义、论点是否正确，论据是否充分，是否符合逻辑性和因果推定等。科学性也表现在可重复性和一致性上。

金标准（Gold Standard）：当前临床医学界公认的诊断疾病的最可靠方法。使用金标准的目的是希望能准确区分正常人群和患者。较为常用的金标准有活检、手术发现、微生物培养、尸检、特殊检查和影像诊断，以及长期随访的结果等。金标准是相对的，是由部分人群根据现有依据自定义的概念，并不代表真实性和准确性。随着检测设备和方法的精度改善，对真实世界规律的认知不断加深，金标准是可以被调整、修改和进一步完善的。

三、表单解读

（一）意识状态

意识状态通常指一个人神志清醒的程度。患者的意识状态分为以下几种：

①神志清楚，能准确回答家属提出的问题。②嗜睡，患者比较困倦，家属呼唤可应答并准确回答问题。③昏睡，患者睡眠程度较嗜睡加深，反复呼喊能回答简单问题，停止呼喊后立即入睡。④昏迷，分为浅昏迷、中昏迷和深昏迷。如果患者昏迷后长期有自主呼吸、心跳和脑干反应，有非常弱的脑电波，则可能转入植物状态（Vegetative State，VS）或无反应觉醒综合征（Unresponsive Wakefulness Syndrome，UWS）。近年来，国外专家提出对部分植物状态患者进行细分，提出了最小意识状态（Minimally Conscious State，MCS）的概念，这有利于反映患者的脑干功能，有助于更好地监护，适用于插管或气管切开昏迷患者的评定和鉴别。脑死亡则是指以脑干或脑干以上中枢神经系统永久性地丧失功能，表现为无自主呼吸，脑内不再放出脑电波，是永久、不可逆的死亡。

针对意识障碍，临床诊断时可以参考以下标准。

1. 清醒（Conscious）：代表个体对正在发生的感觉输入做出适当的应答，而不是反射性、刻板或自发的反应。清醒状态需要可靠且持续证实以下至少一项：功能性的相互交流、功能性运用一个或更多物品、清晰可辨的能被记录的可感知自身的行为表现。

2. 昏迷（Coma）：代表一种无法唤醒的神经行为反应状态，包括不能执行指令、无意向性活动、不能用言语描述、不能以口形默示。

3. 植物状态（VS）：代表一种觉醒但无行为依据显示知晓自身或环境的状态，包括对视、听、触觉或伤害性刺激无持续性、重现性、目的性的随意行为反应；不能理解语言或用语言表达；不能执行指令；能自动睁眼或在刺激下睁眼；有无目的性眼球跟踪运动；保存睡眠－觉醒周期；保持自主呼吸和血压；充分保存下丘脑和脑干自主功能，从而在医疗及护理支持下可生存；膀胱直肠功能障碍；不同程度保留脑神经和脊髓反射。

4. 最小意识状态（MCS）：代表一种有最低程度但明确的依据显示知晓自身或环境的状态。以下一项或多项必须清晰可辨且可重复：遵循简单指令、姿态或口语示意"是/否"（无论是否准确）、可理解的语言、发生与相应的环境刺激密切相关的且非反射活动引起的情感行为活动。

针对意识状态的检查包括临床查体、量表评估和辅助设备检查等。辅助设备检查包括量化脑电图、事件相关电位、体感诱发电位、经颅磁刺激、功能核磁共振、弥散张量成像、正电子发射断层技术、功能近红外线、脑脊液检测、体液与激素水平昼夜节律性检测等。临床量表评估是常用手段，由于实用性、信度、效度、敏感度、科学性和研究性等需求不同，没有一个统一的金标准，各医院开发了大量的量表，常用并有近期文献报道的相关量表超过 30 种。临床上只能根据需求选用适合的量表，或者组合成自己的量表。目前，在研在用的量表主要有以下几种。

1. 格拉斯哥量表（Glasgow Scale，GS）：格拉斯哥量表是一组对意识等进行评定的量表，包括格拉斯哥昏迷量表（Glasgow Coma Scale，GCS）和格拉斯哥预后量表（Glasgow Outcome Scale，GOS）及以此为基础衍生出来的系列量表。GCS由睁眼反应（E）、语言反应（V）和肢体运动（M）三部分组成。总分15分，代表完全清醒；最低3分，代表觉醒和知晓功能完全丧失。昏迷评分最高分为15分，12~14分为轻度意识障碍，9~11分为中度意识障碍，8分以下为昏迷，分值越低，则意识障碍越重。GCS简单易行，不需要特殊设备，可靠性及重复性高，是临床使用最广泛的意识状态评定方法。其缺点是未包括脑干功能的评价、各评价部分无权重等。

GCS见表2-2。

表2-2　GCS

睁眼反应		语言反应		肢体运动	
自然睁眼	4	正常应答	5	按吩咐动作	6
呼唤睁眼	3	可应答，答非所问	4	对疼痛刺激定位反应	5
刺痛睁眼	2	只能说出单字	3	对疼痛刺激躲避反应	4
不能睁眼	1	可发出声音	2	对疼痛刺激屈曲反应	3
		不能发音	1	对疼痛刺激伸直反应	2
				无任何反应	1

2. 格拉斯哥列日量表（GLS）：以睁眼反应代表觉醒功能，间接反映脑干功能。1982年比利时列日大学Born教授将GCS与脑干反射合并，设计出GLS。将5种脑干反射定位不同分值，其余与GCS相同。这5种反射代表损伤自上而下不断加重，评估时按5分到0分的顺序记录最佳状态。列入的5种脑干反射如下。

（1）额-眼轮匝肌反射（Fronto-Orbicular Reflex）：叩击眉间使眼轮匝肌收缩。该反射存在记为5分，消失说明损伤平面达到间脑-中脑水平。

（2）垂直眼-前庭反射（Vertical Oculo-Cephalic Reflex）：俯头或仰头使眼球向反方向移动。该反射存在记4分，消失说明损伤平面达到间脑-中脑水平。当患者无法俯头或仰头时（如颈髓损伤），可以外耳道注水试验代替。仰卧头高30°，双侧外耳道注入冷水，眼球向下偏移；注入温水，眼球向上偏移。

（3）瞳孔对光反射（Pupillary Light Reflex）：光刺激引起瞳孔缩小。反射存在记3分，消失说明损伤平面达到脑桥水平。

（4）水平眼-前庭反射（Horizontal Oculo-Cephalic Reflex）：头部左右转动时眼球向反方向移动。反射存在记2分，消失说明损伤平面达到脑桥下部。头部无法移动时，可单侧外耳道注入冷水，眼球向注水侧偏移。

（5）眼心反射（Oculo-Cardiac Reflex）：按压眼球导致心率减慢。反射存在记1分，消失说明损伤已达延髓水平，记为0分。

GLS见表2-3。

表2-3　GLS

睁眼反应		语言反应		肢体运动		脑干反射	
自然睁眼	4	正常应答	5	按吩咐动作	6	额-眼轮匝肌反射	5
呼唤睁眼	3	可应答，答非所问	4	对疼痛刺激定位反应	5	垂直眼-前庭反射	4
刺痛睁眼	2	只能说出单字	3	对疼痛刺激躲避反应	4	瞳孔对光反射	3
不能睁眼	1	可发出声音	2	对疼痛刺激屈曲反应	3	水平眼-前庭反射	2
		不能发音	1	对疼痛刺激伸直反应	2	眼心反射	1
				无任何反应	1		

3. 格拉斯哥预后量表（GOS）：目前判断脑损伤患者转归的最常用指标。GOS分为5级，代表恢复良好至死亡的转归情况。可靠性及可重复性均良好。

表2-4　GOS

1	死亡（Death）	死亡
2	植物状态（Persistent Vegetation State，PVS）	无意识，有心跳和呼吸，偶有睁眼、吸吮、哈欠等局部运动反应
3	严重残疾（Severe Disability，SD）	有意识，但认知、言语和躯体运动有严重残疾，24小时均需他人照料
4	中度残疾（Moderate Disability，MD）	有认知、行为、性格障碍，有轻度偏瘫、共济失调、言语困难等残疾，在日常生活、家庭与社会活动中尚能勉强独立（自理）
5	恢复良好（Good Recovery，GR）	能重新进入正常社交生活，并能恢复工作、就学，但可有各种轻度后遗症

4. 全面无反应性量表（Full Outline of Unresponsiveness，FOUR）：2005年由美国梅奥医学中心神经重症科Wijdicks教授团队设计的一个用于评价意识障碍程度的新量表。FOUR有4个主要评估项目，分别为眼部反应、运动反应、脑干反射和呼吸。每个项目满分为4分，量表的得分范围是3~15分。分数越低，表明死亡和残疾的可能性越大。FOUR较GCS更易实施。FOUR在运动反应中加入了肌阵挛状态，能发现更精细的神经系统改变。肌阵挛状态也是心肺复苏预后不良的危险因素。通过3个分别反映中脑、脑桥和延髓功能的脑干反射的不同组合，对脑干功能进行评估。加入呼吸模式评估，而且除去语言功能评估，适用于气管插管的患者，更客观简便，易于统一标准。FOUR对预后评估有一

定的临床价值。FOUR 见表 2-5。

表 2-5　FOUR

反应类型	临床表现	评分
眼部反应（E）	睁眼或被动睁眼后，能随指令追踪或眨眼	4
	睁眼，但不能追踪	3
	闭眼，但较强的声音刺激时睁眼	2
	闭眼，但疼痛刺激时睁眼	1
	闭眼，对刺激无反应	0
运动反应（M）	能完成竖拇指、握拳、V 字手势指令	4
	对疼痛有定位反应	3
	疼痛时肢体屈曲反应	2
	疼痛时肢体过伸反应	1
	对疼痛无反应或肌阵挛状态	0
脑干反射（B）	瞳孔和角膜反射灵敏	4
	一个瞳孔散大并固定	3
	瞳孔或角膜反射消失	2
	瞳孔和角膜反射均消失	1
	瞳孔和角膜反射及呛咳反射均消失	0
呼吸（R）	未插管，规律呼吸模式	4
	未插管，潮式呼吸	3
	未插管，呼吸节律不规律	2
	呼吸频率高于呼吸机设置	1
	呼吸频率等于呼吸机设置，或无呼吸	0

5. 昏迷恢复量表（Coma Recovery Scale-Revised，CRS-R）：由美国费城 JFK 医学中心的 Giacino 教授于 1991 年建立，并于 2004 年进行了修订（Revised CRS，CRS-R），包括 6 个评估项目，即听觉、视觉、运动、言语反应、交流及唤醒度。最低得分代表反射性活动，最高得分则代表认知行为。根据患者的反应，每项分为不同等级，CRS-R 最显著的特点是对最小意识状态的表现进行了分辨，有利于临床的早期诊断。CRS-R 见表 2-6。

表 2-6 CRS-R

内容	患者反应	计分
听觉	对指令有稳定的反应	4
	可重复执行指令	3
	声源定位	2
	对声音有眨眼反应（惊吓反应）	1
	无	0
视觉	识别物体	5
	物体定位：够向物体	4
	眼球追踪性移动	3
	视觉对象定位（＞2 秒）	2
	对威胁有眨眼反应（惊吓反应）	1
	无	0
运动	会使用对象	6
	自主性运动反应	5
	能摆弄物体	4
	对伤害性刺激定位	3
	回撤屈曲	2
	异常姿势（屈曲/伸展）	1
	无	0
言语反应	表达可理解	3
	发声/发声动作	2
	反射性发声运动	1
	无	0
交流	功能性（准确的）	2
	非功能性（意向性的）	1
	无	0
唤醒度	能注意	3
	睁眼	2
	刺激下睁眼	1
	无	0
总分		

6. Wessex 脑损伤量表：又称为韦塞克斯头部损伤模型评估（Wessex Head Injury Matrix，WHIM），于 2000 年由英国南安普敦大学康复研究部的 Shiel、Horn 及剑桥大学的 Wilson 等根据之前的大宗昏迷患者自发行为或对刺激产生反应行为的时间观察所制定，主要针对昏迷患者的早期分类筛查。145 个行为表现分成交流、注意、社会行为、专注、视觉知晓、认知等 6 个亚量表，然后排列成 62 个条目。这 62 个条目按顺序分等级排列。在昏迷的恢复过程中，根据观察，排在最前面的条目应该首先出现，故能够检测患者细微的变化。WHIM 对 MCS 患者更加敏感。

7. 意识障碍量表（Disorders of Consciousness Scale，DOCS）：最早于 1991—1992 年形成于美国 Edward Hines 退伍军人医院。1995 年正式定为现名并经反复测试与修改。DOCS 评定神经行为的整体性水平，包括基础观察、社会知识、味觉与吞咽、嗅觉、触觉、听觉、视觉、定向、功能性物体运用等，从而区分患者的意识状态为正常、昏迷、植物状态、最小意识状态。该量表细致而面广，灵敏度高，特别针对植物状态与最小意识状态，可用于鉴别诊断与判断预后，但使用者需接受专门培训。

8. 西方神经感觉刺激参数量表（Western Neuro Sensory Stimulation Profile，WNSSP）：于 1989 年由 Ansell、Keenan 等发表。通过唤醒、注意、听觉、视觉理解与追踪、物体使用、交流等 6 个亚量表 33 个条目来评估昏迷后患者的状态。

9. Coma Near Coma Scale（CNCS）：于 2000 年由 Rappaport 对之前的 DRS 进行扩展而成，包括听觉、视觉、触觉、嗅觉、疼痛刺激、执行命令、言语、逃避反应等方面，每个项目以 0 分、2 分、4 分记录其表现。0 分最好，4 分最差。

10. Rancho Los Amigos level of cognitive functioning（RLA）：于 1979 年由 Hagen、Malkmus、Durham 创立，用于评价创伤性脑损伤成人的认知功能。最初版本包括Ⅰ～Ⅷ等级。1998 年第三版扩展了Ⅸ～Ⅹ等级水平。它不需要患者的配合，通过观察患者对环境的反应来评定。行为反应从没有反应（Ⅰ级水平）到有目的合适的反应（Ⅹ级水平）。RLA 被众多临床医生广泛使用，用来追踪患者的治疗进步情况。

11. 机体的反应水平分级（Reaction Level Scale，RLS）：由瑞典神经外科医生 Starmark 于 1985 年创立，故又称为 RLS 1985 或 RLS 85 分级，是较为可靠、简便的意识水平的评估方法。RLS 思路十分清晰。根据患者是否具有四项功能之一（言语应答、眼球定向运动、遵嘱运动、去除疼痛），迅速判断患者的意识水平，并分为有意识反应及昏迷两个档次。RLS 共分为 8 级：RLS 1～3 属于有意识反应，RLS 4～8 属于昏迷状态。对有意识反应的患者，根据患者对言语及刺激强度的不同反应水平，依次分为清醒、嗜睡、意识模糊。对昏迷的患者，根据患者对强痛刺激的机体运动反应，把昏迷由浅到深依次分为 4～8 级。RLS 在 5 级以上为深昏迷。对意识反应，机体处于唤醒状态，至少表现有下列四项功能之一：言语应答、眼球定向运动、遵嘱运动、去除疼痛。RLS 4～8 代表昏迷，是机体的无意识反应，不能表现有意识反应中所定义的功能。轻度刺激包括喊叫患者的名字、摇动患者的肩膀、搓擦胸前皮肤。强痛刺激包括吸痰或 5 秒用力按压眼眶、乳突根部、胸骨或指甲。RLS 见表 2-7。

表 2-7　RLS

分级	表现
清醒 （RLS 1）	1. 神志清楚，没有反应的延迟。 2. 没有嗜睡，定向准确（对于气管插管的病人：机体没有反应延迟的迹象）。
嗜睡 （RLS 2）	对轻度刺激的反应：患者处于嗜睡状态，表现有反应延迟。
意识模糊 （RLS 3）	对强刺激的反应：患者被唤醒后，下列三个问题中至少有一个回答错误： （1）你叫什么名字？ （2）你在什么地方？ （3）现在是哪年哪月？
昏迷 （RLS 4）	1. 对强痛刺激的运动反应，能定位疼痛，但不能去除疼痛。 2. 定位疼痛：检查时身体处于平卧位，双臂放于身体的侧面。 （1）按压乳突根部，患者的手臂可向上抬高于胸部的位置。 （2）按压指甲，患者能移动另一只手超越身体的中线。
昏迷 （RLS 5）	有躲避疼痛的动作： （1）按压乳突根部，患者能转动面部面向对侧。 （2）按压指甲，患者虽然不能定位疼痛，但有明显的缩手动作。
昏迷 （RLS 6）	1. 强痛刺激时肢体屈曲（去大脑皮质状态）。 2. 肢体的屈曲运动：对强痛刺激，腕关节及肘关节有缓慢而机械的屈曲运动，但没有定位或躲避疼痛的动作。
昏迷 （RLS 7）	1. 强痛刺激时肢体背伸（去大脑皮质状态）。 2. 肢体的背伸运动：对强痛刺激，上肢/下肢出现强直性背伸。若既有屈曲又有背伸，则应记为 RLS 6。
昏迷 （RLS 8）	1. 强痛刺激时机体没有反应。 2. 强痛刺激没有反应：重复给予强痛刺激，患者的上肢/下肢或面部均没有任何反应。

12. Sensory stimulation assessment measure（SSAM）：于 1994 年由 Rader 与 Ellis 制定，用于测量既不能交流也不能遵嘱患者的反应状态。这是对 GCS 的扩展，包括睁眼、运动与言语三个方面，每个亚量表分 6 个等级计分，总分 15～90 分。

13. Edinburgh-2：日本用于评估意识障碍的昏迷量表。修订后的量表与

GCS 有很好的相关性，并能对其有所补充，使其更精确。最初的昏迷量表是 1973 年报道的，一直由 Edinburgh 大学的神经外科使用。1978 年做了修订（Edinburgh－2 昏迷量表）。分值越低，预后越好。Edinburgh－2 昏迷量表见表 2－8。

表 2－8　Edinburgh－2 **昏迷量表**

刺激	最佳的反应	评分
1. 两个问题	两个均正确回答 只正确回答一个 两个都不正确	0 1 2
2. 两个要求	两个均正确做到 只正确做到一个 两个都没有正确做到	3 4 5
3. 对强烈疼痛刺激的反应	定位 回缩 伸展 无反应	6 7 8 9

14. 格拉斯哥匹兹堡昏迷量表（Glasgow－Pittsburgh Coma Scale，GPCS）：经专业人士在 Glascow 量表的基础上，除评估眼动、语言和运动三项，增加脑干反射（The Pittsburgh Brain Stem Score，PBSS）等项目，增补为 7 项，共 35 级，最高分 35 分，在临床上能更好地用于评估患者的昏迷程度。GPCS 见表 2－9。

表 2－9　GPCS

Ⅰ 睁眼动作： 1. 自动睁眼　4 分 2. 言语呼唤后睁眼　3 分 3. 疼痛刺激后睁眼　2 分 4. 疼痛刺激后无睁眼　1 分	Ⅱ 语言反应： 1. 有定向力　5 分 2. 对话混乱　4 分 3. 不适当的用语　3 分 4. 不能理解语言　2 分 5. 无语言反应　1 分
Ⅲ 运动反应： 1. 能按吩咐做肢体活动　6 分 2. 肢体对疼痛有局限反应　5 分 3. 肢体有屈曲逃避反应　4 分 4. 肢体有异常屈曲　3 分 5. 肢体伸直　2 分 6. 肢体无反应　1 分	Ⅳ 瞳孔对光反射： 1. 正常　5 分 2. 迟钝　4 分 3. 两侧反应不同　3 分 4. 大小不等　2 分 5. 无反应　1 分

Ⅴ 脑干反射： 1. 全部存在　5分 2. 睫毛反射消失　4分 3. 角膜反射消失　3分 4. 头眼及眼－前庭反射消失　2分 5. 上述反射均消失　1分	Ⅵ 抽搐： 1. 无抽搐　5分 2. 局限性抽搐　4分 3. 阵发性大发作　3分 4. 连续性大发作　2分 5. 松弛状态　1分
Ⅶ 自主呼吸： 1. 正常　5分 2. 周期性　4分 3. 中枢过度换气　3分 4. 不规则/低换气　2分 5. 无　1分	

15. 感觉模式评估和康复技术量表（Sensory Modality Assessment Rehabilitation Techniques，SMART）：由伦敦皇家神经残疾医院设计的一个用于评价与治疗的工具，可通过评估判断患者的意识细微变化，适合进行长时间的观察评估，对治疗和预后有一定的指导意义。SMART包括视觉、听觉、触觉、嗅觉、味觉五种感觉以及唤醒度、运动、功能性交流等模块。SMART能够评估患者环境、患者家属和照顾团队等，通过家庭、朋友、护理者的加入，以及标准化的评价，指导密切记录患者对日常刺激的最佳反应。SMART包括正式与非正式两部分，均需要经过培训与授权才能使用。检测意识障碍患者意识存在的迹象和有意义的反应，并通过制订治疗计划，优化患者的潜在沟通和运动功能，可以用于意识障碍患者的评估、治疗以及长期预后判断。

16. 布兰太尔昏迷量表（Blantyre Coma Scale，BCS）：一种改良的GCS，适用于脑瘫儿童的意识评估。BCS与GCS一样，也是评估三个方面，只是在睁眼反应和语言反应评估上与GCS不同，更适合儿童疾病特点。睁眼反应是评估幼儿对光注视与否，语言反应修改为哭泣声音。

17. 持续性植物状态量表：又称为持续性植物状态评分量表（Persistent Vegetative State Scale，PVSS）。2011年9月16日在南京召开的全国脑复苏和持续性植物状态学术会议上，全国神经内科、外科、急诊、危重症、高压氧医学、康复和脑复苏等学科的40余名专家对2001年持续植物状态（PVS）评分量表（南京标准Ⅱ）进行了讨论和修订，制定出持续性植物状态临床疗效评分量表（南京标准Ⅲ）。量表分为肢体运动、眼球运动、听觉功能、进食、情感五个部分，加强了对患者最小意识状态的确认，比如在患者附近发出声音，患者可寻声而动，偶尔能执行简单指令，可以判断达到最小意识状态，初步脱离植物状态。新的评分量表能反映病情的变化过程，符合临床实际，容易掌握、便于操作。以评分评估疗效，提高 0～2 分为无效，提高≥3 分为好转，提高≥5 分为显效；评分为 2 分一栏中，出现其中任意一项即是最小意识状态。评分 3～4 分栏中，出现其中任意一项即是脱离了最小意识状态。PVSS 见表 2－10。

表 2－10　PVSS

评分	肢体运动	眼球运动	听觉功能	进食	情感	备注
0	无	无	无	无	无	
1	刺激可有屈伸反应	眼前飞物，有警觉或有追踪	声音刺激能睁眼	能吞咽	时有兴奋表现（呼吸、心率增快）	
2	刺激可定位躲避	眼球持续追踪	对声音刺激能定位，偶尔能执行简单指令	能咀嚼，可执行简单指令	对情感语言（亲人），出现流泪、兴奋、痛苦等表现	出现其中一项即是最小意识状态
3	可简单摆弄物体	固定注视物体或伸手欲拿	可重复执行简单指令	能进普食	对情感语言（亲人）有较复杂的反应	
4	有随意运动，能完成较复杂的自主运动	列举物体能够辨认	可完成较复杂指令	自动进食	正常情感反应	

其他的意识障碍评估工具还包括 3－3－9 太田意识评分、Innsbruck Coma Scale（ICS）、因斯布鲁克昏迷量表、Acute Physiology Age and Chronic Health Evaluation Ⅱ（APACHEⅡ）、急性生理年龄和慢性健康评分等。

（二）生命体征

1. 基本生命体征：呼吸、体温、脉搏、血压。通过测量血压，可以了解患者是否有高血压或者休克；通过监测脉搏可以间接了解心跳次数及节律，评价血管的紧张度和动脉壁的弹性；通过呼吸监测可以了解患者是否存在呼吸节律异常，以及呼吸频率过快或过慢问题；监测体温主要了解患者是否有发热，了解发热的规律和特点。当心功能不全、休克、高热、严重的贫血和疼痛、甲状腺危象、心肌炎以及阿托品等药物中毒时，心率和脉搏显著加快。当颅内压增高、完全性房室传导阻滞时，脉搏减慢。我们一般建议采用体温、脉搏、呼吸、血压四项基本生命体征作为入院病情筛选指征，增加对瞳孔、意识、尿量、疼痛、皮肤等指标的观察，以判断病情轻重。

2. 瞳孔：瞳孔检查是检查瞳孔的运动和光线下缩放，主要体现患者的视力、意识状态和神经反射。与眼有关的神经包括动眼神经、滑车神经、外展神经和视神经，其共同支配眼外肌，管理眼球运动，其中动眼神经还支配瞳孔括约肌和睫状肌。动眼神经完全损害时表现为上睑下垂，眼球向外下斜视，同时眼球不能向上、向内、向下转动，并且复视，瞳孔散大，光反射及调节反射均消失。滑车神经很少单独损伤。有的患者外展神经损伤时，患侧眼球内斜视，外展运动受限或不能，伴有复视。

3. 意识：人脑对大脑内外表象的觉察。人体意识指可以获得其他信息的脑辨别与分析。

4. 尿量：指 24 小时内排出体外的尿液总量。尿量的多少取决于肾小球滤过率、肾小球重吸收和稀释与浓缩功能。病理性尿量增加可见于糖尿病、尿崩症等，病理性尿量减少见于休克、脱水、严重烧伤、急/慢性肾小球肾炎等。

5. 疼痛：一种令人不快的感觉和情绪上的感受，伴有实质上的或潜在的组织损伤，是一种主观感受。

6. 皮肤：身体表面包在肌肉外部的组织，有保护身体、调节体温、排泄废物等作用。皮肤检查主要包括皮肤完整性检查、有无红肿热痛等。

7. 反射：在中枢神经系统参与下，机体对内外环境刺激所做出的适应性反应。反射活动的结构基础是反射弧。

（三）依从性

依从性也称顺从性、顺应性，指患者按医生规定进行治疗、与医嘱一致的行为，反之则称非依从性。依从性可分为完全依从、部分依从和完全不依从。依从性的影响因素很多，包括听理解、视理解、认知状态、情绪心理和对医疗的信任度等。

（四）下床能力

针对康复治疗，患者的下床能力决定所要采用的措施，一般需要判定床边坐、辅助站立、独自站立和跨步行走的完成度。

（五）风险控制

入院时要适当评估患者参与治疗的安全性，其具体内容可以参考相关章节。

第三章 入院辅助检查建议表单

一、表单内容

入院辅助检查建议表单见表3-1。

表3-1 入院辅助检查建议表单

分类	内容	是否
常规检查	血常规、生化1（肝功+肾功+酶学+血脂）、生化4（钾、钠、氯、钙、镁、锌、铁等电解质）、大便常规+隐血、全自动尿液沉渣定量分析（小便常规）、DIC常规检查（PT、INR、APTT、FIB、TT、D-dimer、AT-ⅢA）、输血前全套（量）、十二导常规心电图（ECG）等	□是，□否
彩超检查	常规超声心动图，腹部彩超，上肢静脉彩超，下肢静脉彩超，腹部静脉彩超，颈动脉彩超，经颅动脉彩超，泌尿系彩超，上、下肢动脉彩超，腹部动脉彩超等。	□是，□否
影像学检查	头部CT、头部CT血管增强、MRI头部轴位冠矢状普通扫描、MRI头部血管、SWI头部、颈部CT血管三维重建增强扫描、胸部CT薄层等	□是，□否
细菌感染相关指标	降钙素原等因子（PCT、IL6、CRP）、血沉、炎性因子（CRP、SAA、ASO、AAG、PAB）等	□是，□否
真菌感染相关指标	真菌G试验［真菌(13)-b-D葡聚糖］、GM试验（曲霉菌半乳甘露聚糖抗原试验）等	□是，□否
感染相关培养	痰培养（培养与药敏）、咽试纸细菌培养、痰涂片（涂片查细菌、真菌、分枝杆菌）、尿培养（培养与药敏）、血培养（培养与药敏+厌氧菌培养）等	□是，□否
骨质疏松	双能X线检查（髋部、腰部）、25-羟基维生素D、β-胶原降解产物测定（β-CTX）、骨型碱性磷酸酶（B-ALP）、甲状旁腺激素（PTH）、血清骨钙素N端片段（N-MID）等	□是，□否
疼痛检测	热成像、近红外成像等	□是，□否
基因检测	分为疾病诊断和对疾病风险预测两大类	□是，□否

注：仅供参考，按照临床需求修改。

影像学检查选择建议思路表单见表3-2。

表 3-2 影像学检查选择建议思路表单

诊断部位	早期		后期、复查
	优选（组织密度差异小）	次选（组织密度差异大）	
脑、脊髓（无气体空腔的器官、密度差异不大）	缺血 MRI、肿瘤 MRI、出血 CT	DSA	CT
骨周软组织	MRI	CT	MRI
血管供血	MRA	CTA	CTA
胸部/肺	粗查 X 光片（DR）	细查 CT	X 光片（DR）
心脏	超声、ECG	CT、MRI、CTA	ECG
腹部、盆腔	除肠道外，超声	CT、MRI	除肠道外，超声
骨骼关节、颈椎、腰椎	X 光片（DR）	CT	X 光片（DR）
椎间盘	颈椎 MRI、腰椎 CT	X 光片（DR）	颈椎 MRI、腰椎 CT
有气体空腔的器官	CT	X 光片（DR）	CT

注：仅供参考，按照临床需求修改。

二、表单说明

（一）辅助检查的概念

辅助检查是医务人员进行医疗活动、获得有关资料的方法之一，主要通过辅助的设备仪器获取数据。对辅助检查的定义争议较大，主要争议包括以下几点：

1. 通过医学设备对患者进行身体检查，获得人体数据。但是，叩诊锤、听诊器、眼底镜、内耳镜等也属于医疗设备，操作又属于查体范畴。

2. 采用有电源（非电池）的设备实施身体检查，获得人体数据。但是，平衡行走板、显微镜镜下观察等也属于辅助检查。

（二）辅助检查的分类

1. 按照特殊性分类：常规辅助检查（一般辅助检查）、特殊辅助检查。

2. 按照场所分类：实验室辅助检查、影像科室辅助检查、超声科室辅助检查、心电图检查、骨密度检查、肌电检查、近红外成像、听力学检查、视光检查、感觉检查、平衡步态检查、ADL 检查以及其他。

3. 按照用途分类：血象指标、影像指标、运动指标、感觉指标、语言声学指标以及其他。

4. 按照检查法分类。

（1）放射科检查：头部常规 X 线片、胸部常规 X 线片、腹部常规 X 线片、盆部常规 X 线片、四肢常规 X 线片、脊柱常规 X 线片、消化系统造影、生殖系统造影。

（2）临床寄生虫检验。

（3）磁共振成像。

（4）病理检查。

（5）心电图室相关检查：常规心电图、药物试验心电图、负荷试验心电图、动态心电图。

（6）介入诊断：动脉造影术、全脑血管造影术、冠状动脉造影术。

（7）核医学检查。

（8）超声影像学检查。

（9）临床血液学检验：血常规检验（血红蛋白测定、红细胞计数、白细胞计数、白细胞分类计数、嗜酸性粒细胞直接计数、红细胞比容测定等）、体液及排泄物检验（尿常规、大便常规、脑脊液等）、临床生物化学检验（血糖、钾、钠、氯等）、临床免疫学检验。

（10）临床微生物检验。

（11）CT 检查：螺旋 CT、CTA、PET－CT 等。

（三）辅助检查的选择

选择辅助检查是临床的难题之一，往往不只是单纯地取决于患者的病情，还要考虑医者的经验、保险制度的要求、风险的释放、社会的理解、指南的推荐、路径的制定和培养的备份等因素。

国外研究发现，减少辅助检查可能导致误诊率增加 5 倍以上，而增加辅助检查可能导致费用增加 3 倍。故选择辅助检查的数量也是临床的难题之一。

（四）辅助检查替代查体技能的趋势

目前，针对辅助检查与临床医师查体的关系争议比较大。能不能用辅助检查来尽可能替代医生对患者的临床查体？这又是一个争议非常大的问题。对于传统的临床老医生来说，一定是临床查体优于辅助检查。临床查体是对患者的第一手资料的采集，可以非常快捷便利地发现患者的临床问题，而辅助检查仅仅起到辅助的作用，是对临床医师的查体判断的甄别和验证。如果由青年医生来回答这个问题，则可能会得出不同的结论。因为熟练的临床查体技能必须要日积月累地重复训练才能获得。必须有强大的医疗资源支撑，才能更好地训练临床医师，一般在临床上至少要经过 1000 人以上的患者查体，临床医师才能熟悉临床查体的各个步骤，形成惯性思维。而辅助检查的开展，对于医师仅仅是需要开一个化验申请单或者检查申请单就可以了，其他的事情都交给机器完成。

在我国，医师临床查体，包括查房和患者咨询等都没有专门的收费项目，或者收费非常低廉，这让更多的临床医师不愿费心锤炼"廉价"的临床查体技能，工作10余年，查体技能还停留在考执业医师的水平上。

不仅患者迷信辅助检查结果，医疗保险公司、医疗事故处置法庭也只仅仅采用辅助检查结果，忽略了临床医师查体的第一手资料。如果临床查体与辅助检查结果出现差异，这个时候往往采取辅助检查结果，而不是临床查体结果。

大多数人往往只看到辅助检查的优势，而忽略了辅助检查的局限性，如辅助检查费时、设备昂贵、检查价格也很贵。而且，辅助检查技术是永远存在遗漏的，专业上称为系统误差，如除了设备的精确性，试剂的批次、温度、原材料来源地、厂家因素等也影响检验结果，不同厂家的设备、试剂盒，不同的地理环境和操作人员可能对同一标本产生 20%～40% 的误差，故不同医院的检验结果让临床医师互认非常困难，谁都不敢冒别家医院检验结果错误而出现的误诊风险。

建议大家在临床工作中适应大众和社区需求，适当选用适合临床患者疾病诊治的方法，既不能过分依赖临床徒手查体，也不能过度相信临床辅助检查结果，必须将二者结合起来，才能更好地为临床工作服务。

三、表单解读

按照康复医学科常见疾病，有利于诊断的辅助检查主要包括以下几类。

（一）常规检查

血常规、生化1（肝功+肾功+酶学+血脂）、生化4（钾、钠、氯、钙、镁、锌、铁等电解质）、大便常规＋隐血、全自动尿液沉渣定量分析（小便常规）、DIC常规检查（PT、INR、APTT、FIB、TT、D－dimer、AT－ⅢA）、输血前全套（量）、十二导常规心电图（ECG）等。

（二）彩超检查

常规超声心动图、腹部彩超、上肢静脉彩超、下肢静脉彩超、腹部静脉彩超、颈动脉彩超、经颅动脉彩超、泌尿系彩超、上肢动脉彩超、下肢动脉彩超、腹部动脉彩超等。

（三）影像学

头部CT、头部CT血管增强、MRI头部轴位冠矢状普通扫描、MRI头部血管、SWI头部、颈部CT血管三维重建增强扫描、胸部CT薄层等。

（四）细菌感染相关指标

降钙素原等因子（PCT、IL6、CRP）、血沉、炎性因子（CRP、SAA、ASO、AAG、PAB）等。

（五）真菌感染相关指标

真菌 G 试验［真菌(13)－b－D 葡聚糖］、GM 试验（曲霉菌半乳甘露聚糖抗原试验）等。

（六）感染相关培养

痰培养（培养与药敏）、咽试纸细菌培养、痰涂片（涂片查细菌、真菌、分枝杆菌）、尿培养（培养与药敏）、血培养（培养与药敏＋厌氧菌培养）等。

（七）骨质疏松检测

双能 X 线检查（髋部、腰部）、25－羟基维生素 D、β－胶原降解产物测定（β－CTX）、骨型碱性磷酸酶（B－ALP）、甲状旁腺激素（PTH）、血清骨钙素 N 端片段（N－MID）等。

（八）疼痛检测

热成像、近红外成像等。

（九）基因检测

基因检测主要分为疾病诊断和对疾病风险预测两大类。基因检测项目包括遗传性肿瘤基因检测、遗传性携带者基因检测、遗传性皮肤类疾病基因检测、遗传性眼科疾病基因检测、精准用药基因检测、心脑血管疾病基因检测、神经系统疾病基因检测等。

第四章 入院专科查体表单

一、表单内容

入院专科查体表单见表4-1。

表4-1 入院专科查体表单

分类	细项	内容	是否
问诊	现病史问诊	诱因	□是，□否
		症状（部位、性质、程度、时间）	
		伴随症	
		加重或减轻因素	
		诊治经过	
		鉴别诊断	
	系统性问诊	系统回顾	□是，□否
		伴发症评估（如高血压、高血糖、高血脂、睡眠障碍、疼痛等）	
	康复性问诊	功能障碍	□是，□否
		长期目标	
		短期目标	
		康复方案	
系统性查体	四诊	望、扪、扣、听（西医）	□是，□否
		望、闻、问、切（中医）	
		视、触、动、量（康复）	

续表4-1

分类	细项	内容	是否
专科性查体	意识	量表	□是，□否
	认知语言	听理解筛查	□是，□否
		视理解筛查	□是，□否
		语言表达能力	□是，□否
		认知量表：MMSE、MocA	□是，□否
	神经系统	颅神经检查	□是，□否
		腱反射和病理征	□是，□否
	功能评估	运动功能	□是，□否
		感觉功能	
		心肺功能	
		吞咽功能	
		心理情感	
		ADL 评估	
		社会力	
	并发症	疼痛	□是，□否
		血栓	
		创口	
		大小便等	
"六定"思路	定位	病损位置	□是，□否
	定性	病损性质	□是，□否
	定量	病损程度	□是，□否
	定依从性	患者依从性评估	□是，□否
	定潜力	康复潜力评估	□是，□否
	定预后	康复预后相关因素评估	□是，□否

注：仅供参考，按照临床需求修改。

二、表单说明

（一）康复专科医师的定义

康复专科医师是临床医师专科发展的高级阶段，康复专科医师应具有处理康复专科患者、实施康复专科技术的能力，取得康复专科执业资质是专业上更高的认可，因此从技术上应该区别于一般执业医师，特别是全科医师。执业上，应以康复专科医师考核标准为准予施行康复专科技术的必备条件。这也应该是康复专科人员招聘和康复专科执业的重要条件。

（二）入科查体流程

对患者的查体，包括初诊时的初步查体、治疗过程中的查体（修正治疗方案）和治疗结束后的查体（确定疗效）。患者专科查体的三个要素：通科查体、专科查体和查体依从性。查体技巧包括问诊，通科查体一般按照望、扪、扣、听（西医）和望、闻、问、切（中医）流程进行。康复专科查体一般按照视、触、动、量流程进行。

患者陈述病情受多种因素影响，如求治欲望、文化程度、健康意识和对疾病的了解与认识程度等。在一定程度上，医生需要去发现、寻找和总结有关病情，并对病情进行客观而科学的分析，从而提供正确的诊断和准确的治疗。

如果按照全系统、全身、全套查体流程，在临床上数个小时详细查一例患者可能都完成不了，故我们往往根据患者主诉和临床经验将粗筛查体和精细查体相结合、预见性查体和推理性查体相结合、递进性查体和排除性查体相结合、整体性查体和关联性查体相结合。

三、表单解读

（一）问诊策略

1. 主诉式问诊：问诊是医师通过对患者或相关人员的系统询问来获取病史资料，经过综合分析而做出临床判断的一种诊法。问诊是病史采集的主要手段，医生采用对话方式，向患者及其知情者查询疾病的发生、发展情况和现在的症状、治疗经过等，以诊断疾病。

问诊包括一般项目、主诉、现病史、既往史、系统回顾、个人史、婚姻史、月经史与生育史、家族史九个方面。现病史是病史中的主体部分，记述患者患病后的主诉全过程，即发生、发展、演变和诊治经过，包括主诉病症的所有相关表现：

（1）起病情况与患病时间。

（2）主要症状的特点。

（3）病因与诱因。

（4）病情的发展与演变（加重或减轻因素）。

（5）伴随症状。

（6）诊治经过。

（7）病程中的一般情况。

（8）鉴别诊断。

2. 系统性问诊：包括全部的系统回顾，如呼吸系统、血液系统、循环系统、内分泌及代谢系统、消化系统、神经系统、泌尿系统、肌肉骨骼系统等的详细情况。

3. 康复性问诊：主要了解患者既往的功能障碍，希望达到的长期目标、短期目标，沟通康复方案的选择等。

4. 探求式问诊：基于临床经验，针对一个关键问题进行不断深入探求，验证诊断的过程。患者很少一次发病表现出教科书上的所有症状，或容易忽略微小的病理性改变。康复医师必须主次分明地围绕预判诊断进行仔细的针对性问诊，逐渐补充完善患者的全发病过程表现，奠定诊断的基石。

5. 撒网式问诊：如果患者体征和发病后表现不典型，不能支撑临床诊断依据，只能将可能相关的问题反复研读，问诊内容尽可能全面，通过广撒网，发现有利的诊断价值依据。疾病的发生、发展有一定的规律，早期虽然患者有自觉症状，但是由于辅助检查手段的局限性，往往首诊医师不能很快地判定诊断结果。这个时候，临床经验和时间验证就是最好的诊断方法。

（二）系统性查体思路

四诊查体方法：①望、扪、扣、听（西医）；②望、闻、问、切（中医）；③视、触、动、量（康复）等。

体格检查是医生对患者的基本情况进行初步诊断，一般西医讲究视、触、叩、听。视主要是通过看来分析患者的基本情况，对眼球结膜、体表神态以及面部表情、甲床、各种皮肤有没有异常等做出初步判断。触是通过触诊对身体状况进行分析，如全身淋巴结，有无淋巴结、腹部的压痛都靠触诊来进行判断。叩是指叩诊，主要判断心脏和肺部的基本情况，也可以通过叩诊来判断有无腹水等。听是利用听诊器，对心脏、肺部、腹部等的声音进行判断。

体格检查的视、触、叩、听是初步对身体状况进行检查，还要进行临床血液化验和辅助仪器检查，然后才能做出最终的基本判断。

（三）专科性查体思路

1. 意识：意识状态通常是指一个人神志清醒的程度，是指人对周围环境和自身状态的认知与觉察能力，是大脑高级神经中枢功能活动的综合表现。意识情况决定患者是否能配合查体，需要通过专有手段或量表进行评估。

2. 听理解筛查：意识语言筛查的一部分，决定后续康复治疗效果。如全失语患者往往上肢精细运动恢复困难，感觉性失语患者无法进行准确的感觉评估和治疗等。

3. 视理解筛查：如果患者有听理解障碍，视命令指导就是最佳的信息输入方法。

4. 语言表达能力：患者的语言表达能力是医患双向交流的关键之一。

5. 认知量表：认知是个体认识客观世界的信息加工活动，也可以称为认识，是人认识外界事物的过程，或者说是对作用于人的感觉器官的外界事物进行信息加工的过程。认知包括感觉、知觉、记忆、思维、想象、言语。认知综合评估量表包括 MMSE、MocA 等，均可以在患者听理解正常时使用。

6. 神经系统：主要包括十二对颅神经检查等。

7. 腱反射和病理征：查体可以更好地分辨中枢神经损伤和周围神经损伤，是不是脊髓节段性病理改变。

8. 功能评估：主要包括运动功能、感觉功能、吞咽功能、心肺功能、心理情感、ADL、社会支持力等的评估。社会支持力是社会有机体的运动所蕴含和表现出来的能量，这里主要是指家庭和社会对患者康复治疗的支持力度。

9. 并发症：包括患病后出现的疼痛、血栓、创口等，同时也包含大小便功能障碍，主要表现为大便和小便的次、量、性、状等的异常。并发症是一个复杂的临床医学概念，对并发症的定义有以下两种：①并发症是指一种疾病在发展过程中引起另一种疾病或症状的发生，后者即为前者的并发症。②并发症是指在诊疗护理过程中，患者由患一种疾病合并发生了与这种疾病有关的另一种或几种疾病。

（四）"六定"思路

1. 定位：确定疾病的损伤部位。

2. 定性：确定疾病的损伤性质。

3. 定量：确定疾病的损伤程度。

4. 定依从性：确定患者治疗中的配合程度。

5. 定潜力：确定患者可能恢复的功能类型和程度。

6. 定预后：确定患者最终的预后。

第五章 入院康复评定表单

一、表单内容

入院康复评定简易表单见表 5-1。

表 5-1 入院康复评定简易表单

项目	内容	是否
意识状态	Glasgow（GCS、GLS）	□是，□否
语言功能（能沟通）	粗筛五要点：定位、定向、记忆、计算、复述。沟通问答成功率	□是，□否
听理解	完成度 2/3，粗大、精细、协调	□是，□否
言语能力（能发音）	分辨纯音、嗓音、喉音、痰鸣、呼吸音等	□是，□否
视理解	理解动作或文字指令	□是，□否
运动功能	临床查体、Brunnstrom、Frankel	□是，□否
感觉功能	临床查体：浅、深、复合	□是，□否
心肺功能	临床查体：听诊粗筛	□是，□否
皮肤创口	褥疮分级	□是，□否
吞咽功能	单口饮水试验	□是，□否
构音障碍	发音试验	□是，□否
认知功能	MMSE、MoCA、粗筛五要点	□是，□否
睡眠功能（心理情感）	心情、失眠八问题	□是，□否
疼痛	NPRS/VAS	□是，□否
ADL 评估	修正巴氏指数（MBI）	□是，□否
社会力	社会支持度、家属意愿等	□是，□否

注：仅供参考，按照临床需求修改。

入院康复评定全套表单见表5-2。

表5-2　入院康复评定全套表单

分类	项目	是否
评估前筛查	意识状态	□是，□否
	听理解	□是，□否
	视理解	□是，□否
	言语能力（能发声）	□是，□否
	语言功能（能沟通）	□是，□否
人体发育评定	营养评估、发育行为评估、发育心理评估、身高、体重	□是，□否
人体形态评定	颅区体表标志、胸部体表标志、腹壁体表标志、骨盆体表标志、上肢体表标志、下肢体表标志、身长与体重的测量、躯干与四肢周径的测量、四肢长度的测量、截肢残端的测量、脂肪厚度的测量	□是，□否
人体姿势评定	站姿评估、坐姿评估、行走姿态评估、强迫性姿态评估	□是，□否
神经系统反射评定	十二对颅神经功能	□是，□否
	神经反射检查	□是，□否
	病理征检查	□是，□否
心肺功能评定	心功能评定（静态）	□是，□否
	心功能评定（运动）	□是，□否
	肺功能评定（徒手）	□是，□否
	肺功能评定（器械）	□是，□否
知觉功能评定	躯体构图障碍	□是，□否
	视空间关系障碍	□是，□否
	失认症	□是，□否
	失用症	□是，□否
认知功能评定	记忆力	□是，□否
	注意力	□是，□否
	执行功能	□是，□否
	学习能力	□是，□否
心理情感评定	行为学评估、心理测评量表	□是，□否
睡眠评定	睡眠量表、睡眠监测仪	□是，□否
言语语言功能评定	声学评估、构音评估、发音结构评估、发音传导评估、字词句评估等。	□是，□否

分类	项目	是否
吞咽功能评定	饮水试验、喉镜检查、影像学吞钡造影等	□是，□否
感觉功能评定	深感觉检查、浅感觉检查、复合感觉检查等	□是，□否
疼痛评定	疼痛量表、NPRS 评分、VAS 评分	□是，□否
运动功能	肌力评定	□是，□否
	肌张力评定	□是，□否
	肌耐力评定	□是，□否
	肌形态评定	□是，□否
	关节活动度评定	□是，□否
	协调评定	□是，□否
	平衡评定	□是，□否
	灵活性评定	□是，□否
	步态评定	□是，□否
	特殊运动评定	□是，□否
日常生活活动能力（ADL）评定	基础 ADL 评分、器械 ADL 评分、扩展 ADL 评分	□是，□否
生活质量评定	QOL-36 量表、QOL-100 量表等	□是，□否
环境评定	无障碍环境评定、舒适度环境评定、特殊适应性环境评定	□是，□否
社会功能评定	整合了社会依赖度、交流功能、导向功能、继承发展功能、资源信息利用功能、自组织调节功能、社会医疗保障能力和社会民生制度等	□是，□否
创口皮肤评定	皮肤完整性、褥疮等	□是，□否
并发症评定	肌腱挛缩、瘢痕、畸形等	□是，□否
专科设备评定	肌电图、脑电图、诱发电位、动态平衡功能检查评定、三维步态分析、近红外脑血流评定等	□是，□否
专科疾病评定	中国痴呆综合评定、中国残疾人实用评定标准、残疾人体育运动功能评定与分级等	□是，□否

注：仅供参考，按照临床需求修改。

二、表单说明

（一）康复评定的作用

康复评定是康复医学的基石，没有评定就无法制订康复治疗计划，无法评价康复疗效。康复评定主要是指人体的功能评定，不同于临床诊断查体和辅助检查，用于判断和检查人体功能水平，包括功能水平的部位、功能障碍的程度、障碍的种类，并确定代偿能力大小，评估疾病的发展路径及患病进展，预测患者预后的并发症；同时，寻找诊疗方案及措施，预判疾病治疗及康复程度，决定患者康复治疗后的护理方案，以完整全面地了解患者的患病、诊断及治疗过程。

（二）康复表单的分类原则

临床工作是复杂多变的，全面、快速地对患者功能进行评定是临床治疗的基本要求。而康复评定的全面性和快速性是矛盾的两个方面。如果要全面评估患者功能状态，则需要更多时间和使用更多昂贵设备，花费的时间较长，会延误制订康复治疗计划和延迟康复治疗的实施，从而耽误患者治疗。而选择非常快速简便的康复评估，又容易遗漏部分功能障碍，影响康复治疗计划的完整性，从而可能导致疗效不满意、疗程延长等缺陷。平衡康复评定中的全面性和快速性，需要临床康复医师在临床实践中不断摸索、学习和研究制订适合自己、本科室、本医院的最优康复评估方案。

按照临床工作特点，本书也将入院康复评估表单分为能使用简单设备的徒手快速操作的入院康复评定简易表单和尽可能评估人体功能全套水平的入院康复评定全套表单。

三、表单解读

（一）入院康复评定简易表单

表单内容是根据临床需求随时调整的，一般在接触患者的 10～30 分钟进行粗筛评估，尽快发现患者的主要功能障碍。

可以根据患者的主诉进行预见性评估，发现主要矛盾，尽快安排相关的治疗项目。当然，临床上为保障患者安全和满足康复方案制订的要求，一定要根据患者病情，适当增减评定项目。常见项目包括以下几类。

1. 意识状态：这是入院第一项指标。一定从意识状态评估开始，意识状态异常，特别是 GCS 小于 9 分，可导致后续的语言、认知、运动、感觉、心理和ADL 等评估无法配合完成，直接跳到第 14 项及以后的评估。常用量表包括Glasgow 的 GCS 和 GLS。其中 GCS 最简单易记，可用于急性期筛查；而 GLS加入了脑干反射，能很好地分辨 CVS 和 MCS。

2. 语言功能：第二步要检测患者是否能正确表达，必须有问有答，其受听力、听理解、认知、发音等因素影响。一般粗筛选用五个问题，分别覆盖五个评估要点：定位（这里是几楼）、定向（今天是星期几）、记忆（今天早饭吃了什么）、计算（100−7＝?）、复述（今天天气真好呀）。按照沟通问答成功率进行粗筛计算，每个问题用普通语速最多连续问两遍，中间最多间隔 5 秒等待患者答复，超过 5 秒可设定为不能正确回答。每个问题回答正确记 1 分，大于 4 分可以跳到第 6 项及以后的评估。

3. 听理解：当不能完成正确的语言沟通表达时，可以单独测评听理解能力，一般建议测评至少三个问题，最好通过语言指令指导患者正常肢体完成三个独立的动作，包括粗大运动（如抬胳膊）、精细运动（大拇指翘起来）、协调运动（左右食指对对碰）等。如果患者对指令反应迟缓，可以减慢语速，重复两次。指令结束后 5 秒不能完成则记录为失败。在语言指令测试中杜绝肢体或表情诱导，以免无法准确判定患者情况。完成度达到 2/3 及以上，表示患者听理解正常，可以进行精细化的康复训练。

4. 言语能力：对不能完成语言测评的患者，可以单独测评患者是否具备发音能力，发音能力可能只是无意义的音节表达，或者答非所问的自言自语。发音分辨包括纯音、嗓音、喉音、痰鸣、呼吸音等的辨识和评估。

5. 视理解：对患者进行理解肢体表达、动作配合或文字指令等反馈的评估。临床上常用的是交互诱导的动作测评，如握手、拍掌、对指、拥抱、端碗、递杯子、用笔等。文字指令包括闭上眼睛、张开嘴、举起左手、头向后仰、握拳等。在测评中要避免语言诱导，尽可能测评单独视理解能力。

6. 运动功能：运动功能的评估方法很多，如何简单快速地全面了解患者运动功能是临床的难点。一般入院时康复医师根据患者主诉，选择最适宜的快速测评方法，特别是用针对专科疾病已经总结出来的评定量表对患者的运动功能进行粗筛评估，如脑卒中患者采用 Brunnstrom 量表评估，脊髓损伤患者采用 Frankel 或 ASIA 量表评估，膝关节置换术后患者采用 KSS 量表评估等。当然，在后续的临床治疗中还可以尽可能进行全面的运动功能评估。

7. 感觉功能：一般选择简单器械，如棉签、大头针和音叉等对患者感觉功能进行快速评估，包括浅感觉、深感觉和复合感觉。

8. 心肺功能：通过视诊和听诊器可以快速筛查患者心肺问题。

9. 创口皮肤：对患者皮肤完整性评估可以采用视诊和触诊，如果有褥疮要分级记录。

10. 吞咽功能：临床上可以采用纸杯或勺子，盛装 15mL 的温水让患者进行单口饮水试验，从而判断患者是否有呛咳等症状。也可以仔细观察饮水时环甲软骨的动度，分辨患者是否有误吸的可能性。

11. 构音障碍：通过发音试验，测试发音器官的功能是否正常。

12. 认知功能：临床上认知检测方法很多，粗筛时一般采用好用好记的 MMSE 或 MoCA，测评时要掌握时间控制和测评标准化，尽可能提高测评的信度。

13. 睡眠功能：睡眠问题往往是抑郁、焦虑等心理情感障碍的直接表现，特别是针对不能言语、认知障碍、不愿配合的患者，通过对睡眠状态的问诊和观察，可以进行心理情感的粗略判定。阳性患者尽早邀请专科医师会诊或临床处置。

14. 疼痛：疼痛是一种令人不快的感觉和情绪上的感受，是与组织损伤或潜在的组织损伤相关的感觉、情感、认知和社会维度的不舒适的主观感受。剧烈持续的疼痛可能导致患者掩盖真实体征、对治疗不能配合、对医护缺乏信任等。要快速地对疼痛进行评估分级，一般采用 NPRS 或 VAS 等，优先对剧烈疼痛止痛后再确诊治疗。

15. 日常生活活动能力（ADL）评估：日常生活活动能力是患者独立生存的必要条件，也是治疗目标。一般采用修正巴氏指数（MBI）进行基本日常生活活动能力的粗筛。

16. 社会力：社会力内容丰富，初期一定要获得家属对治疗的支持和理解。

（二）入院康复评定全套表单

要按照应评尽评的原则，对患者进行全方位多维度的综合评定，发现患者显性和隐性的功能障碍。部分隐性的功能障碍患者自己往往不易发现，必须通过系统性全面评估进行筛查。精细化的评估所花费时间长、设备多、成本高，对评估者和被评估者的精力、时间都是极大的挑战。在临床上可以根据患者具体要求和病情进行适当的增减，以安全、精准和高效地发现患者功能障碍和指导临床治疗为目的。

1. 评估前筛查：意识状态、听理解、视理解、言语能力（能发声）、语言功能（能沟通）。

2. 人体发育评定：营养评估、发育行为评估、发育心理评估、身高、体重等。

3. 人体形态评定：颅区体表标志、胸部体表标志、腹壁体表标志、骨盆体表标志、上肢体表标志、下肢体表标志、身长与体重的测量、躯干与四肢周径的测量、四肢长度的测量、截肢残端的测量、脂肪厚度的测量等。

4. 人体姿势评定：站姿评估、坐姿评估、行走姿态评估、强迫性姿态评估等。

5. 神经系统反射评定：十二对颅神经功能、神经反射检查、病理征检查等。

6. 心肺功能评定：心功能评定（静态）、心功能评定（运动）、肺功能评定（徒手）、肺功能评定（器械）

7. 知觉功能评定：躯体构图障碍、视空间关系障碍、失认症、失用症等。

8. 认知功能评定：记忆力、注意力、执行功能、学习能力等。

9. 心理情感评定：行为学评估、心理测评量表等。

10. 睡眠评定：睡眠量表、睡眠监测仪等。

11. 言语语言功能评定：声学评估、构音评估、发音结构评估、发音传导评估、字词句评估等。

12. 吞咽功能评定：饮水试验、喉镜检查、影像学吞钡造影等。

13. 感觉功能评定：深感觉检查、浅感觉检查、复合感觉检查等。

14. 疼痛评定：疼痛量表、NPRS、VAS等。

15. 运动功能：肌力评定、肌张力评定、肌耐力评定、肌形态评定、关节活动度评定、协调评定、平衡评定、灵活性评定、步态评定、特殊运动评定等。

16. ADL评定：基础ADL评分、器械ADL评分、扩展ADL评分等。

17. 生活质量评定：QOL－36量表、QOL－100量表等。

18. 环境评定：无障碍环境评定、舒适度环境评定、特殊适应性环境评定等。

19. 社会功能评定：整合了社会依赖度、交流功能、导向功能、继承发展功能、资源信息利用功能、自组织调节功能、社会医疗保障能力和社会民生制度等。

20. 创口皮肤评定：皮肤完整性、褥疮等。

21. 并发症评定：肌腱挛缩、瘢痕、畸形等。

22. 专科设备评定：肌电图、脑电图、诱发电位、动态平衡功能检查评定、三维步态分析、近红外脑血流评定等。

23. 专科疾病评定：中国痴呆综合评定、中国残疾人实用评定标准、残疾人体育运动功能评定与分级等。

第六章　治疗医嘱选择表单

一、表单内容

治疗医嘱选择表单见表 6－1。

表 6－1　治疗医嘱选择表单

分类	细项	是否
护理长期医嘱	护理常规 护理级别 病危或病重通知 隔离种类 饮食种类 是否留陪 体位要求 特殊护理 药物长期执行医嘱	□是，□否
护理临时医嘱	检查类护理临时医嘱 药物类护理临时医嘱 操作类护理临时医嘱	□是，□否
医师执行医嘱	医师执行检查类医嘱 医师执行治疗类医嘱 医师执行急救类医嘱	□是，□否
康复治疗医嘱	主动运动类治疗医嘱 被动运动类治疗医嘱 混合运动类治疗医嘱	□是，□否

注：仅供参考，按照临床需求修改。

基于运动模式的康复技术分类表单见表6-2。

表6-2　基于运动模式的康复技术分类表单

运动类型	内容	是否
主动运动模式医嘱	生物反馈疗法 肌力训练与肌耐力训练 有氧训练 呼吸训练 平衡训练与协调训练 放松训练 站立与步行训练 Bobath 技术 Brunnstrom 技术 PNF 技术 Rood 技术 运动再学习技术 强制性运动疗法 减重步行训练 运动想象疗法 中国传统疗法（五禽戏、八段锦、太极拳） 言语训练 吞咽障碍训练 作业治疗（ADL 训练）	□是，□否
被动运动模式医嘱	电疗法 光疗法 超声波疗法 体外冲击波疗法 磁疗法 温热疗法 冷疗、水疗 压力治疗 关节松动术 牵张训练 心理治疗 康复工程 中国传统疗法（针灸、火罐、推拿） 作业治疗（心理、认知干预、自助器） 高压氧治疗等	□是，□否
混合运动模式医嘱	关节活动训练（被动、主动） 转移训练（被动、主动） 轮椅训练（被动、主动）	□是，□否

注：基于理论和技术发展，可调整。仅供参考，按照临床需求修改。

基于作用机制的物理因子分类表单见表 6-3。

表 6-3 基于作用机制的物理因子分类表单

类型	分类	作用深度	机制	治疗作用	备注
热疗法	传导	浅	加热	用于治疗疼痛、免疫、修复、瘢痕、炎症、骨折、损伤等	局部升温、组织加热
	辐射	浅	加热		
	对流	浅	加热		
	蒸发	浅	加热		
	震荡	较深	加热		
冷疗法	传导	浅	降温	用于治疗疼痛、高热、扭伤、痉挛、炎症、内外出血等	局部降温、组织冷却
	对流	浅	降温		
	蒸发	浅	降温		
电疗法	低频	浅	电刺激	电体操、肌电等	潜伏期、收缩期和舒张期、不应期；阈下刺激、阈刺激、阈上刺激、最强刺激神经不应期约2毫秒肌肉 0.25～2.00Hz 节律收缩，2～8Hz 不完全收缩，>8Hz 强直
	中频	浅	电刺激	用于治疗疼痛、炎症等	
	高频	较深	震荡	用于治疗疼痛、炎症等	
	直流电静电变频电	浅	电离电导	离子导入放松	
光疗法（可见光、激光、不可见光）	紫外线＜350nm，作用较深	红外线＞780nm，作用较浅	光能心理	用于治疗骨质疏松、疼痛、炎症，以及固化、止血、分割、杀菌、脱敏、免疫等	紫外线、可见光、红外线
磁疗法（高磁、颅磁）	＞780nm	较深	震荡	用于治疗骨质疏松、疼痛，以及神经刺激等	高频相似，透性、震动
声疗法（次声、音乐、超声）	超声波＞20000Hz	较深	震荡心理	用于治疗瘢痕、疼痛、骨折、血供不足以及肌肉的骨化、钙化等	中高频相似，透性、震动、空泡、穿孔
压力疗法	压力、冲击波、牵引力等	浅、较深	挤压牵拉	用于治疗水肿、疼痛、压迫等	局部力传导、挤拉力、持续力、间歇力；按摩、牵引等
高压氧治疗	2个大气压（2ATA），血 O_2	较深	增压溶氧	用于治疗脑损伤、神经损伤、突聋等	压力、氧化作用

续表6-3

类型	分类	作用深度	机制	治疗作用	备注
水疗法（石蜡、油等）	低温	浅	液体温度	组织修复、功能训练等	浮力、压力、阻力、温度作用
	常温				
	高温（蒸汽）				
射线疗法	微波、粒子辐射、各类射线	较深	穿透聚焦	用于治疗三叉神经痛、肿瘤、甲状腺疾病等	射线、电子线、质子束及其他粒子束等

注：基于理论和技术发展，可调整。仅供参考，按照临床需求修改。

基于功能障碍的技术选择表单见表6-4。

表6-4　基于功能障碍的技术选择表单

功能障碍	康复干预措施	临床表现	康复技术举例
运动功能	物理治疗、作业治疗、康复工程、传统康复、心理治疗、药物治疗（神经营养药物及对症治疗）	肌力异常	肌力训练、步行训练、情景训练、生物反馈、电疗法
		关节活动受限	关节松动术、牵伸技术、牵引治疗、CPM
		耐力异常	呼吸训练、有氧训练、医疗体操、情景训练、生物反馈
		肌张力异常	肌力训练、神促技术、运动再学习、生物反馈
		步态异常	步行训练、情景训练、生物反馈、下肢机器人训练
		平衡异常、协调异常、运动控制障碍	平衡与协调训练、神促技术、运动再学习、强制性运动疗法、运动想象疗法、情景训练、生物反馈、镜像训练、Vojta疗法（儿童）、高压氧治疗
		灵活性、精细活动异常	手康复
		呼吸运动异常	呼吸训练、有氧训练、医疗体操
感觉功能	作业治疗、传统康复、药物治疗	感觉减退、感觉丧失、感觉过度、感觉过敏、感觉异常	感觉统合技术（儿童）、感觉重塑技术、高压氧治疗
疼痛	物理治疗、作业治疗、传统康复、药物治疗	结构性、功能性、转化性	肌内效贴技术、麦肯基技术、悬吊训练、声光电磁疗法、冷热疗法、高压氧治疗

功能障碍	康复干预措施	临床表现	康复技术举例
认知功能	作业治疗、语言治疗、药物治疗	定位、定向、逻辑、判断、组词组句等	认知训练、高压氧治疗
言语功能	语言治疗、传统康复	构音障碍、口吃、发声障碍、听力障碍（呼吸、发声、共鸣、构音和语音）	呼吸训练、发声训练、共鸣训练、构音训练、电疗法
吞咽功能	语言治疗、传统康复	吞咽困难、饮食呛咳等	吞咽训练、电疗法
心理功能	心理治疗、作业治疗、药物治疗	焦虑、抑郁、恐惧、冲动、幼稚、妄想、强迫等	高压氧治疗、心理治疗、小组活动
ADL	物理治疗、作业治疗、康复工程	进食、穿衣、步行、如厕、应急等	ADL训练、自助具、轮椅、拐杖、矫形器、假肢
社会功能	作业治疗	交流、交往、公众活动等	社会功能训练

注：仅供参考，按照临床需求修改。

基于技术特色的康复选择表单见表6-5。

表6-5　基于技术特色的康复选择表单

项目	理论	目的	最低临床条件
关节松动术	被动	ROM	骨性稳定后被动治疗
牵伸技术	被动	松解粘连、ROM	被动治疗
肌力训练	被动、主动	肌力提高	被动治疗
步行训练	主动	步态调整	认知可配合
呼吸训练	主动	心肺、有氧	认知可配合
平衡与协调训练	主动	平衡、协调	认知可配合
有氧训练	主动	心肺功能	认知可配合
Brunnstrom技术（瑞典）	指导、主动、助动	治疗脑损伤后运动障碍	认知可配合
Bobath技术（英国）	指导、主动、助动	治疗脑损伤后运动障碍	认知可配合
PNF技术（美国）	指导、主动、助动	治疗脑损伤后运动障碍	认知可配合
Rood技术（美国）	指导、主动、助动	治疗神经损伤后运动障碍	认知可配合

项目	理论	目的	最低临床条件
运动再学习（MRP）（澳大利亚）	指导、主动、助动	治疗脑损伤后运动障碍	认知可配合
医疗体操	主动	治疗运动障碍，改善心肺功能、心理状态	认知可配合
牵引治疗（动－静态牵引）	被动	ROM	被动治疗
肌内效贴技术（日本）	被动	治疗软组织疼痛	被动治疗
麦肯基技术（新西兰）	指导、主动、助动	治疗运动疼痛	认知可配合
感觉统合技术（美国）	指导、主动、助动	治疗发育障碍	认知可配合
Vojta技术（德国）	指导、主动、助动	治疗脑损伤后运动障碍	认知可配合
强制性运动疗法（美国）	指导、主动、助动	治疗脑损伤后运动障碍	认知可配合
运动想象疗法	指导、主动、助动	治疗脑损伤后运动障碍	认知可配合
情景训练（美国）	指导、主动、助动	治疗脑损伤后运动障碍	认知可配合
生物反馈（美国）	指导、主动、助动	治疗脑损伤后运动障碍	认知可配合
镜像训练	指导、主动、助动	治疗脑损伤后运动障碍	认知可配合
悬吊训练（德国）	指导、主动、助动	治疗运动疼痛	认知可配合
康复机器人训练	被动、助动	治疗运动障碍	认知可配合
平衡训练	主动	治疗平衡障碍	可以站立
CPM	被动	ROM	被动治疗
感觉重塑技术	指导、主动	治疗感觉障碍	认知可配合
电疗法	被动	治疗疼痛、炎症等	被动治疗
光疗法	被动	治疗骨质疏松、疼痛等	被动治疗
磁疗法	被动	治疗骨质疏松、疼痛等	被动治疗
超声波疗法	被动	治疗瘢痕、疼痛等	被动治疗
冷疗法	被动	治疗疼痛等	被动治疗
热疗法	被动	治疗疼痛等	被动治疗
压力疗法	被动	治疗水肿、疼痛，以及ROM等	被动治疗
肌电生物反馈疗法	被动	治疗神经损伤后运动障碍	被动治疗

项目	理论	目的	最低临床条件
高压氧治疗	被动	治疗脑损伤、神经损伤、突聋等	被动治疗
ADL 训练	被动、主动	改善 ADL	主、被动治疗
娱乐与休闲活动	被动、主动	改善运动能力、ADL	主、被动治疗
职业康复	被动、主动	改善职业能力	主、被动治疗
功能性作业活动	被动、主动	改善运动障碍	主、被动治疗
手功能训练	被动、主动	改善手运动障碍	主、被动治疗
知觉功能训练	被动、主动	改善知觉障碍	主、被动治疗
认知功能训练	被动、主动	改善认知障碍	主、被动治疗
环境改造与辅助	被动	改善 ADL	被动治疗
自助具制作与使用	指导、主动	改善 ADL	认知可配合
助行器训练	指导、主动	改善 ADL	认知可配合
轮椅选择与使用	被动	改善 ADL	被动治疗
矫形器制作与使用	被动	改善 ADL	被动治疗
压力衣制作与使用	被动	改善 ADL	被动治疗
听力障碍言语治疗	指导、主动	治疗听力障碍	认知可配合
失语症言语治疗	指导、主动	治疗失语症	认知可配合
构音障碍言语治疗	指导、主动	治疗构音障碍	认知可配合
吞咽障碍言语治疗	指导、主动	治疗吞咽障碍	认知可配合
口吃言语治疗	指导、主动	治疗口吃	认知可配合

说明：诱导，指治疗中治疗人员或设备不断通过声、光、电或物理刺激指导或纠正治疗过程，往往针对高级神经损伤功能障碍患者。被动，指肌力0～1级的局限性治疗，或静态治疗，或早期治疗，或疼痛治疗，或炎症控制。主动，指肌力≥2级的治疗，或动态治疗，或中晚期治疗。

注：仅供参考，按照临床需求修改。

基于治疗单元的医嘱选择表单（以脑卒中后康复方案为例）见表6-6。

表6-6 基于治疗单元的医嘱选择表单（以脑卒中后康复方案为例）

功能障碍/医嘱条件（常规，可选）	治疗单元	评定医嘱	治疗医嘱	是否
常规A（必选）	OT＝作业治疗	作业治疗评定（脑损伤）、作业治疗周评定	脑损伤基础作业治疗	□是，□否
常规B（必选）	PT2＝神经物理治疗	脑卒中康复评定、三维步态分析	脑损伤基础物理治疗	□是，□否
脑卒中传统康复（3个月内可选）	TRT＝传统康复	中医辨证	电针、普通针刺、红外线、头皮针	□是，□否
肺功能差（可选）	CPT＝心肺PT	心肺功能评定全套	胸科基础物理治疗	□是，□否
脑卒中后肩痛（可选）	PT1＝肌骨PT	骨骼肌肉康复评定	关节功能障碍康复治疗	□是，□否
站立平衡差（可选）	PT7＝智慧康复	动态平衡功能检查评定	下肢机器人康复训练、动态平衡功能训练	□是，□否
中枢面瘫（可选）	PT4＝物理治疗	面瘫康复评定全套	面瘫基础物理治疗	□是，□否
脑卒中后神经疼痛（3个月内可选）	PT6＝物理治疗	疼痛评定全套	偏振红外光、电子生物反馈	□是，□否
脑卒中后神经修复（3个月内可选）	PT11＝神经调控室rTMS	神经运动、感觉诱发电位（颅内有金属支架除外）	经颅重复磁刺激治疗、经颅直流电刺激治疗	□是，□否
言语、认知、吞咽（可选）	ST＝言语、认知、吞咽治疗	失语评定、认知评定、吞咽评定、构音评定	失语治疗、认知治疗、吞咽障碍治疗、构音障碍治疗	□是，□否
脑卒中后神经修复（3个月内可选），签知情同意书	HBO＝高压氧	高压氧专科医师评定	高压氧舱治疗、常压饱和吸氧治疗	□是，□否
踝下垂、手痉挛，签知情同意书	OT＝作业治疗 PO＝假肢矫形	关节活动、运动评定全套	运动疗法、矫形器	□是，□否

续表6－6

功能障碍/医嘱条件（常规，可选）	治疗单元	评定医嘱	治疗医嘱	是否
脑卒中后神经修复（3个月内可选），签知情同意书	O_3＝三氧疗法	安全性评估	三氧大自血	□是，□否
脑卒中后组织损伤，签知情同意书	PRP＝富血小板	安全性评估	富血小板治疗	□是，□否
脑卒中后关节损伤，签知情同意书	PT14＝关节穿刺、关节镜修复	术前安全性评估	关节穿刺、关节镜修复	□是，□否

注：仅供参考，按照临床需求修改。

二、表单说明

（一）医嘱的概念

医嘱是指医师在医疗活动中下达的医学指令，是医师根据病情和治疗需要对患者在饮食、用药、化验等方面的指示，是医生对患者授权人或护士下达的有关患者的检查、治疗、护理等方面的指令，一般记录在门诊或住院病历上。

医嘱单必须由有医师执业资格的经治医师亲自填写，如实习医生填写需代教老师批准审查后方可有效。按照《医嘱书写规范》，医嘱内容应当准确、清楚，每项医嘱应当只包含一个内容，并注明下达时间，应当具体到分钟。医嘱不得涂改，需要取消时，应当使用红笔在医嘱第二个字上重叠书写"取消"字样并签名。一般情况下，医师不得下口头医嘱。因抢救急危重患者或手术需要下达口头医嘱时，护士应当大声复述一遍，经医师核对无误后方能执行。抢救结束后，医师应当即刻据实补记医嘱。

（二）医嘱的类型

医嘱分为长期医嘱、临时医嘱和备用医嘱三类。

1. 长期医嘱：两次以上的定期医嘱，有效时间在24小时以上，医师注明停止时间后即失效。

2. 临时医嘱：医师根据病情随时决定的一次性治疗或抢救医嘱，包括出院带药，有效时间24小时以内。临时医嘱只限执行一次，包括内服药、注射剂、临时用药、特殊治疗、检查和皮试等。临时医嘱单应有医嘱时间、临时医嘱内容、医师签名、执行时间、护士签名等。

3. 备用医嘱：又叫"预测医嘱"，依病情需要，分为长期备用医嘱（prn医嘱）和临时备用医嘱（sos 医嘱）。长期备用医嘱：有效时间在 24 小时以上，需由医师注明停止时间后方失效。临时备用医嘱：仅在规定的时间内有效，过期尚未执行则失效。

（三）医嘱的执行

医嘱的执行者包括护士、康复治疗师和医师自己等。医嘱包括医师在医疗活动中下达的所有医学指令，如患者的饮食、生活活动、运动锻炼等，故医嘱的执行者还包括营养师、家属、陪伴人员、社区服务人员等。

在康复医学中，由于职业的特殊性，必要时需要按照康复治疗师的分类方式指定医嘱的执行者，如物理治疗师、作业治疗师、心理治疗师、假肢矫形师、语言治疗师、文娱治疗师、手康复治疗师和足康复治疗师等，也可以按照疾病特点分别对应神经康复治疗师、骨科康复治疗师、心肺康复治疗师、儿童康复治疗师、心理疾病康复治疗师和疼痛康复治疗师等。

（四）医嘱的顺序

1. 长期医嘱的顺序如下。

第一项医嘱：护理常规，如内科护理、儿科护理。

第二项医嘱：护理级别，如一级护理、二级护理。

第三项医嘱：饮食种类，如普食、半流食、流食，以及禁食等。

第四项医嘱：病危或病重，如一般疾病不用写。

第五项医嘱：卧位，如半卧位、绝对卧床。

第六项医嘱：特殊处理，如测 T、R、P、Bp 等生命体征半小时一次，雾化吸入等。

第七项医嘱：各种药物，按静脉、肌内、口服顺序书写。

第八项医嘱：各种治疗性医嘱，包括康复治疗医嘱和医师操作性医嘱。

2. 临时医嘱的顺序：按处理时间顺序书写，包括名称、剂量和用法。临时医嘱只限执行一次，有效时间在 24 小时以内。

（五）医嘱的依从性

依从性也称顺从性、顺应性，是指患者执行医疗措施的程度，即患者执行医嘱程度。患者按医生规定进行治疗，与医嘱一致的行为称为“合作”，反之则称为非依从性。依从性包括患者对治疗方案及相关饮食和运动方案的执行程度。无论治疗方案制订得多么正确，如果患者不依从，则难以产生预期的治疗效果。医疗干预的疗效，往往来自依从性，特别是康复治疗中，能够配合康复治疗的患者可以取得较好的疗效；反之则不仅影响治疗效果，而且可能造成不良反应增加（擅自增加或减少训练强度或训练次数），从而使患者的病程延长，病情加重，甚至引起严重的医源性疾病，导致疾病未能根治、复发、恶化甚至死亡等。

临床上常见的导致患者依从性异常的原因很多，如患者不理解治疗、患者忘记、意愿低、费用太贵、对医务人员信任度低、误解疾病治疗流程、错误理解医学知识、错误理解治疗目标、不正确的预期结果、特殊文化信仰和习俗、对治疗过程畏惧、认知较差（尤其是老年患者）和固执习惯等。

临床上患者有选择的权利，患者与医务人员是合作伙伴的关系，既不是依赖模式，也不是家长主导式命令模式。在患者依从性不好时，应留意患者的特殊性，仔细分析，对症处置，不能用批判性、训斥性语气指责患者。要通过沟通让患者更轻松坦率地说出自己真实的医疗情况，允许患者用自己的语言表述病情和对康复治疗就诊的感受，这样才能更好地解决问题。

三、表单解读

康复临床上，按照医嘱的执行者，医嘱可以分为护理执行医嘱、康复医师执行医嘱和康复治疗师执行医嘱。住院患者的病情不同，给予的护理和照顾不同。国家卫健委制定了分级护理制度。

（一）护理执行长期医嘱

1. 护理常规：外科护理常规、内科护理常规、特殊病种护理常规、昏迷护理常规等。

2. 护理级别：特级护理、Ⅰ级护理、Ⅱ级护理、Ⅲ级护理等。

3. 病危或病重通知：告病重、告病危。

4. 隔离种类：呼吸道隔离、床边隔离、多重耐药菌感染隔离等。

5. 饮食种类：普食、流质饮食、半流质饮食或半流食、禁食、低盐饮食、糖尿病饮食、鼻饲流质饮食、高蛋白饮食、低盐饮食、低蛋白饮食等。

6. 是否留陪：留陪一人、不留陪伴等。

7. 体位要求：平卧位、半卧位、抬高患肢。

8. 特殊护理：测血压、脉搏、呼吸及体温（频率，如每小时一次），持续低流量吸氧，记24小时出入量，限制水入量，必要时吸痰，鼻导管吸氧（剂量、如2L/min），留置导尿管，留置导尿管接负压瓶，留置镇痛泵，留置胃管接负压瓶等。

9. 药物长期执行医嘱：各类使用时间超过24小时的药物。注意名称、剂量和用法，以及给药途径（口服用药和注射用药）。

（二）护理执行临时医嘱

1. 检查类护理执行临时医嘱：血液分析、血型、尿液分析、粪常规、空腹血糖、凝血四项、肝功能、乙肝两对半、丙肝抗体、艾滋病抗体、梅毒抗体、肾功能、电解质全套、胃镜检查、青霉素皮试、交叉配血等。

2. 药物类护理执行临时医嘱：镇痛药、麻醉药、皮试用药、各类使用时间小于 24 小时的药物。

3. 操作类护理执行临时医嘱：置胃管、鼻饲管护理、鼻饲保留管置换、气切护理、动静脉置管护理、瘘管护理、清创治疗、保留导尿护理、气垫床护理、震动排痰护理、口腔护理和持续氧气吸入等。

（三）医师执行医嘱

1. 检查类医师执行医嘱：骨髓穿刺检查、胸腔穿刺检查、腹腔穿刺检查、肌电检查、脑电检测、骨密度检查、各类康复专科评定等。

2. 治疗类医师执行医嘱：关节腔穿刺（包括膝、踝、髋、肩、肘、腕等关节）、胸腔引流、腹腔引流、清创术、缝合术、交叉配血、富血小板治疗等。按《临床执业医师考试大纲》的要求，手术基本操作技术（切开、缝合、结扎、止血）、清创术、开放性伤口的止血包扎术、脓肿切开术、换药与拆线、吸氧术、吸痰术、胃管置入术、三腔二囊管止血法、导尿术、动静脉穿刺术、胸腔穿刺术、腹腔穿刺术、腰椎穿刺术、骨髓穿刺术等属于职业医师基本操作技术，临床上必须掌握并使用。

3. 急救类医师执行医嘱：气管切开、心肺复苏术、电除颤等。

（四）康复治疗师执行医嘱

康复治疗师均采用康复治疗技术进行临床干预，康复治疗技术分类方式很多。

1. 按照治疗技术机制分类：电疗法、光疗法、运动疗法等。

2. 按照治疗效果分类：肌力训练技术、呼吸训练技术、吞咽治疗、平衡训练等。

3. 按照国家级/省级推荐医嘱目录分类：偏瘫康复综合训练、儿童康复综合训练、运动疗法、康复评估与咨询等。

4. 按照成熟运用于临床技术的时间跨度分类：传统康复治疗方法、经典康复治疗方法、核心肌力训练方法、强制性运动疗法、虚拟场景康复等。

5. 按照发展的技术迭代分类：智能康复、远程康复、数字化康复等。

6. 按照运动参与分类，即康复治疗中是否需要患者肌肉主动参与收缩：主动康复治疗、被动康复治疗、混合康复治疗等。

康复治疗技术日新月异，新的康复治疗技术不断涌现，如人工智能康复、远程康复、虚拟场景康复、机器人康复等。

对现有康复技术的全面总结是非常困难的，故条件允许时康复医师最好能参加康复医学治疗技术（初级、中级）资格考试，获得对康复治疗技术全面的认识。康复医学治疗技术（师）考试的四科全部采用人机对话进行，考试科目分别是"基础知识""相关专业知识""专业知识""专业实践能力"，每个科目的考试时长均为 90 分钟。

可以按照每年的《康复医学治疗技术考试大纲》对康复技术进行系统学习。当然，康复医师需要重点掌握的知识点是每项康复治疗技术的临床作用、禁忌证和副作用等，故将按照治疗技术机制分类、治疗效果分类、国家级/省级推荐医嘱目录分类等可以使人更好地掌握。也可以根据自己对康复技术的认识，进行归纳总结。

在此，笔者给出几种归纳方案。按照全国卫生专业技术资格考试专家委员会编撰的《康复医学治疗技术考试大纲》分类：直流电疗法、低频电疗法、感应电疗法、电兴奋疗法、间动电疗法、经皮神经电刺激疗法、神经肌肉电刺激疗法、功能性电刺激疗法、中频电疗法、等幅中频电疗法、调制中频电疗法、干扰电疗法、音乐电疗法、高频电疗法、共鸣火花疗法、短波和超短波疗法、微波疗法、毫米波疗法、静电疗法、高压交变电场疗法等。

第七章　康复医学干预流程综合表单

一、表单内容

康复医学干预流程综合表单见表 7-1。

表 7-1　康复医学干预流程综合表单

分项	项目	内容	是否
评估检查	实验室验血	至少 DIC，生化＋常规每周 1 次	是□，否□
	大小便检查	常规至少每周 1 次	是□，否□
	彩超检查	腹部常规、四肢血管，常规每 2 周 1 次	是□，否□
	BMD	常规每月 1 次	是□，否□
	康复评估	常规每周 1 次，运动、感觉、认知、ADL 等	是□，否□
	护理评估	心理、褥疮、跌倒等	是□，否□
	并发症评估	失用、误用、滥用十方面	是□，否□
	心肺评估	心肺功能测评	是□，否□
	预后评估	社会支持力、依从性等	是□，否□
前期准备	气垫床	持续循环波动气压	是□，否□
	配置垫枕	髋、膝、踝、肩、肘、腕 6 小，翻身 2 大	是□，否□
	活动床面	必要时抬高床面，高头或高脚体位	是□，否□
	家属沟通	病情、预后、影响因素、危险因素、经费	是□，否□
内平衡维持	生命体征	T、P、R、Bp、A、C、O、P、S	是□，否□
	液体平衡	足量液体：计算标准入量是否足够	是□，否□
	能量平衡	标准能量：计算标准入量是否足够	是□，否□
	酸碱平衡	维持酸碱：每周 2 次血气分析检查	是□，否□
	电解质平衡	补充电解质：计算标准入量是否足够	是□，否□

分项	项目	内容	是否
内平衡维持	维生素平衡	复合维生素：计算标准入量是否足够	是□，否□
	氮平衡	维持氨基酸、蛋白质平衡，预防负氮平衡	是□，否□
	脂肪酸平衡	吸收人体必需的脂肪酸	是□，否□
	纤维素平衡	摄入足够的纤维素，增加肠蠕动	是□，否□
药物使用	睡眠管理	镇静：每晚保证6小时以上睡眠	是□，否□
	情绪管理	焦虑抑郁：药物辅助	是□，否□
	DVT管理	抗凝溶栓控血小板聚集：药物辅助、静脉、动脉	是□，否□
	尿路管理	碱化尿液、计算出入量：药物辅助	是□，否□
	直肠管理	通便：药物辅助	是□，否□
	胃肠管理	促进肠蠕动：药物辅助	是□，否□
	疼痛管理	止痛：药物辅助	是□，否□
	原发性疾病管理	控制原发性疾病	是□，否□
	血栓预防	预防血栓形成	是□，否□
照护管理	良肢位	良肢位（垫枕运用）、翻身（定时）、移动、转移	是□，否□
	气道管理	有效通气、排痰、体位排痰、翻身、拍背、协助排痰、深呼吸（定时）、吸痰	是□，否□
	褥疮预防	按摩清洗尾骶部、足跟、背部，每天2次	是□，否□
	关节粘连预防	每关节全范围被动活动5次，每天2次	是□，否□
	跟腱挛缩预防	足踝全范围被动活动5次，每天2次。辅具维持体位	是□，否□
	静脉血栓预防	下肢各关节全范围被动活动5次，每天2次	是□，否□
	尿路结石感染预防	多饮水，每天不少于1000mL	是□，否□
	直肠管理	每天按摩腹部20分钟，摄入富含纤维素的食物，清洗会阴部	是□，否□
	营养管理	易消化食物（流质、半流质、固态饮食）	是□，否□
康复治疗	中医康复	常规	是□，否□
	气压疗法	常规	是□，否□
	振动疗法	常规	是□，否□
	冷热疗法	常规	是□，否□
	电疗法	常规	是□，否□
	磁疗法	常规	是□，否□

分项	项目	内容	是否
康复治疗	高压氧治疗	常规	是□，否□
	吞咽困难治疗	常规	是□，否□
	心肺康复	常规	是□，否□
	言语康复	常规	是□，否□
	运动疗法	体位、振动、气雾	是□，否□
	手法治疗	关节松动、牵伸、本体感觉刺激	是□，否□
	作业治疗	常规	是□，否□
	假肢矫形	常规	是□，否□
	其他技术	激光、射频、三氧大自血、再生等	是□，否□
康复护理	常规护理	常规	是□，否□
	体位管理	常规	是□，否□
	气道管理	常规	是□，否□
	排痰技术	常规	是□，否□
	吞咽管理	常规	是□，否□
	营养管理	常规	是□，否□
	创口管理	常规	是□，否□
	瘘口管理	常规	是□，否□
	膀胱管理	常规	是□，否□
	直肠管理	常规	是□，否□
	皮肤管理	常规	是□，否□
	血栓管理	常规	是□，否□
	跌倒预防	常规	是□，否□
	促醒管理	常规	是□，否□
	谵妄管理	常规	是□，否□
	院感管理	常规	是□，否□
	心理干预	常规	是□，否□
	陪护管理	常规	是□，否□
	口腔护理	常规	是□，否□
	振动治疗	常规	是□，否□
	气压治疗	常规	是□，否□

续表7—1

分项	项目	内容	是否
日常查房常规	生命体征	T、P、R、BP、A、C、U、P、S	是□，否□
	瞳孔观察	常规	是□，否□
	压眶反射	常规	是□，否□
	Hoffmann征	常规	是□，否□
	心肺听诊	常规	是□，否□
	腹部扣诊	常规	是□，否□
	会阴三角	尾骶、肛门、阴囊（男）、阴道口（女）	是□，否□
	足跟小腿	皮肤、关节	是□，否□
	其他内容	发现病情变化，及时干预	是□，否□

注：必须根据病情和治疗技术特色增加或缩减相关项目。仅供参考，按照临床需求修改。

二、表单说明

（一）干预流程制定和记录

干预流程基于治疗计划制定。治疗计划一般包括治疗注意要点。恰当的治疗方法不仅以疾病表现为基础，还要根据解剖学、组织学部位、患者年龄、性别、一般健康状况和医患沟通结果等制订计划。按照入院查体、康复评估、生命体征监测和辅助检查结果，康复医师必须整合相关信息，结合自身的医学知识，进行综合判定，制订治疗计划和设计进一步检查方案。

干预流程中一定要注意保留好所有的医疗文书。所有记录患者疾病的相关资料和报告都叫作医疗文书。医疗文书包括病历书写、处方、检查申请单、检查报告单、常用数据及检验正常值等，其中重点部分为病历书写，包括门（急）诊病历、完整住院病历、临床各科病历示例等，具有较强的实用性、规范性。医疗文书能够在发生医疗事故的时候，作为患者请求医疗损害赔偿的证据材料。在诊疗中，一定要记得保存好医疗文书，以防不时之需。

（二）患者病情筛查和分类

干预流程要根据患者病情进行分级管理，按照前期的入院查体和康复评估，医师必须对患者的病情有清晰的认识，控制风险，完成康复流程。按照意识状态、生命体征、理解力、下床能力、风险程度等精细化评估结果，从康复临床特点出发，临床患者分为卧床患者、重症患者、危急症患者和普通患者等，要进行有针对性的康复干预设计和资源分配。

1. 卧床患者：患者因为病情无法坐起或下床参与康复治疗，故必须要床旁实施相关的康复治疗，同时也要在康复流程中预防卧床综合征，包括肺部感染、

DVT、尿路感染、褥疮和关节挛缩等。卧床患者都能够接受康复治疗。

2. 重症患者：患者处于威胁生命的病理生理状态，而且是通过普通治疗无法维持生命的临床诊治状态。重症医学是研究重症的发生、发展规律及其诊治方法的一门临床学科，该学科里面人才起主要作用，需要非常先进的设备，对患者进行定量监测，为危重患者提供全疗程连续重症救治监测。重症患者大都能够接受康复治疗。

3. 危急症患者：患者在疾病的基础上，出现危及生命的病变，比如高血压患者出现脑出血、左心衰竭、肾衰竭，甚至高血压危象等，也可能是外伤等。患者的病情突然变化，急症时生命体征可以是正常的，不危及生命；而危症时生命体征异常，可能导致患者生命受到威胁。危急症患者康复干预前，要维持生命体征和内环境稳定。

4. 普通患者：患者病情稳定，可以接受常规的康复治疗。

重大疾病是由医疗保险公司或医保制度提出的概念，指那些使得患者受到高治疗费用、长期治疗费用和较重病情影响难以维持正常工作和生活的疾病，如恶性肿瘤、高血压、糖尿病、脑卒中等，需要进行重大器官移植的手术，有可能造成终身残疾的伤病，晚期慢性病，深度昏迷，永久性瘫痪，严重脑损伤，帕金森病和严重精神病等。部分重大疾病患者可以接受常规的康复治疗。

（三）康复服务人群和协调

康复干预需要不同人群的通力合作。人类具有团体性群体化劳动的意愿，这也是人类为了生存形成社会化团队的必要条件，故患者在整体康复过程中需要对衣食住行的维持和疾病的干预进行团队合作。如疾病后的营养干预决定了康复的疗效维持，而营养补充可能需要营养治疗师、餐厅厨师、生态供应链人员的协调运作。常见的服务于患者的相关专业人员如下。

1. 生活维持人群：快递人员、餐厅人员、交通人员。

2. 辅助照护人群：陪伴人员、家人。

3. 帮助决策人群：患者、委托人、其他法律规定的人员。

4. 医疗专业人群：护士、检查人员、康复治疗师、中央转运人员、设备后勤人员、营养师。

5. 单位资源协调人群：医师、医疗管理者、运营管理者。

6. 医疗制度制定人群：政府规则制定者、社保管理人员、流调人员等。

针对每个群体均应该有规范的操作流程，一名合格的康复医师必须要合理、充分地利用各种医疗资源，保证康复治疗流程顺利实施。制定康复干预流程非常重要，可以梳理患者进入康复临床后的可获得资源，更重要的是能够通过康复医师对各种康复资源进行协调和管理。康复治疗流程表单只是列举了部分医疗服务人群的操作内容，以供参考。

三、表单解读

（一）评估检查

1. 实验室验血：血液检查是指抽取人体外周血进行分析，对血液中各种血细胞的数量、比例、体积等指标以及血浆中各种溶质进行检测，判断身体健康状况和对疾病进行诊断的检查方法。常见的检查有血常规、血沉、血型、肝功能、肾功能、电解质、血糖、血脂、各种感染指标、甲状腺激素浓度、乙肝五项抗体、艾滋病抗体、梅毒抗体、丙肝抗体、甲肝抗体、肿瘤标记物、血液细菌培养和药敏实验等。医生通过医嘱指定血液检查类型，使用检查结果明确或支持诊断，监督或决定治疗手段，并对未确定的病情进行筛查。

2. 大小便检查：化验大小便，是住院的常规检查。大便检查主要检查有无胃肠炎、寄生虫病，更重要的是判断有无大便潜血。小便检查又称为尿常规，如检查尿液中的白细胞、红细胞、尿糖、蛋白等，如果尿液中存在大量蛋白，可能提示肾炎或肾病综合征。

3. 彩超检查：通过多普勒超声来确定患者是否有病变。彩超检查是常用的一种无创检查手段，也是临床上比较先进的一种辅助检查手段，合理应用彩超检查可及早发现病变从而采取相应的处理措施。彩超检查应用范围很广，可用于器官组织检查和功能测定。

4. 骨密度检查（BMD）：骨密度是诊断骨质疏松和骨量减少的重要指标。检查包括足跟部、前臂部超声，定量 CT 检测，腰椎和髋部双能 X 线测量骨密度等。骨密度检查通过单位体积内骨骼的量来判断是否存在骨质疏松。如果诊断为骨质疏松，就要针对骨质疏松做系统的、正规的治疗。

5. 康复评估：通过一系列手段对患者的各项功能进行评估，并以此为基础来制订康复计划。常见的康复评估包括运动功能评定、精神心理功能评定、语言与吞咽功能评定、社会功能评定、电诊断等。

6. 护理评估：有计划、有目的、系统地收集患者资料的过程。根据收集到的资料，对患者和相关事物做出大概的护理推断，从而为护理活动提供基本依据。护理评估是整个护理程序的基础，同时也是护理程序中最为关键的步骤。如果估计不正确，将导致护理诊断和计划的错误以及预期目标失败。

7. 并发症评估：并发症是医学上的概念，指一种疾病在发展过程中引起另一种疾病或症状的发生，后者即为前者的并发症，或者另外一个系统器官功能不全的症状发生，后者作为前者的并发症而出现。

8. 心肺评估：通过专业手段评价心脏、肺脏的功能以及运动耐力等。常见的心肺评估方法包括呼吸频率检测、氧饱和度检测、6 分钟步行试验等。6 分钟步行试验比较简单，还可以预测心力衰竭的预后等。

9. 预后评估：预后是对某种疾病的了解，除了先了解其临床表现、化验及影像学、病因、病理、病情规律等方面，重要的是根据治疗时机和方法结合治疗操作中所发现的新情况，对疾病的近期和远期疗效、转归或进展程度进行评估。在医学上，预后是指一个疾病的发展过程，而不是单单表述结局的指标。预后与患者的治疗时机、疾病的发生程度、医学水平、合并的疾病、医生的个人能力、体质、年龄、患者是否正视疾病或对疾病的认知能力、是否继续治疗等诸多因素有关，即使接受同样的治疗，预后也可以有很大的差别。预后可分为自然预后和干预预后。自然预后与患者的治疗时机、疾病的发生程度、合并的疾病、体质、年龄等因素有关。干预预后与医学水平、医生的个人能力、患者是否正视疾病或对疾病的认知能力、是否继续治疗等诸多因素有关。

（二）前期准备

1. 气垫床：气垫床作为预防褥疮的一种重要工具，已经被广泛应用。气垫床的主要好处是支撑患者身体，做好局部减压，促进血液循环，防止卧床患者发生褥疮，使患者保持舒适。对于需要卧床的患者，特别是长期卧床或者过分消瘦的患者，应当使用气垫床。应当注意的是，即使使用气垫床也不能忽视对患者的翻身、局部按摩等护理。目前临床采用的气垫床包括静止性气垫床、波动式气垫床和喷气式气垫床等。

2. 垫枕：垫枕包括充气垫、绵物填充垫、橡胶垫等。垫枕是用于卧床患者局部支撑和姿势保持的软型制品，由气囊、棉垫、橡胶等组成，内含大量空气，柔软又有支撑作用。一般一位长期卧床的患者至少需要 8 个垫枕，用于对双侧腰椎、肩关节、髋关节、膝关节等的支撑。

3. 活动床面：包括临床常用的翻身床、姿势摆位床、护理床等。其采用网状床面，透气性好，坚实耐用，外形美观，具有舒适感，可以帮助患者完成基本的床面活动，包括上起身、上/下屈腿、坐便等，有利于康复，实现自理，还具有左右翻身功能。手动护理床适合短期使用，可供需求不多者选择，价格相对不高，没有电动护理床使用方便，陪护人员的负担相对重一些。电动护理床价格相对高一些，对于长期卧床行动不便的老年人较为合适。它可以帮助使用者翻身，自动清理大小便，为陪护人员减轻负担，有利于更好地照顾老年人，同时让使用者可以自行调节各项功能，甚至可以用声音控制床面功能活动，对使用者的身心康复均有好处。

4. 医患沟通：医患沟通是一门艺术，也是值得研究的学问。当患者向医者诉说他的痛苦、陈述他的感受时，要能被医者理解，唤起医者的共鸣；同样，当医者表达诊疗意见、提出配合要求时，要能被患者领会，赢得患者的合作。

（三）人体内平衡维持

1. 生命体征：见第二章"三、表单解读"的相关内容。

2. 液体平衡：机体含有大量的水分，这些水和分散在水里的各种物质总称为体液，约占体重的60%。体液可分为两大部分：细胞内液和细胞外液。存在于细胞内的称为细胞内液，约占体重的40%。存在于细胞外的称为细胞外液。细胞外液又分为两类：一类是存在于组织细胞之间的组织间液（包括淋巴液和脑脊液），约占体重的15%；另一类是血液的血浆，约占体重的7%。因摄水过少和（或）失水过多导致体液容量减少，超过机体生理调节能力所致的体液减少现象，即脱水。体内各部分体液的含量要维持稳定，才能保证人体生命指征的稳定。

3. 能量平衡：一切生命活动都需要能量，这些能量主要来源于食物。碳水化合物、脂肪和蛋白质经体内氧化可释放能量。人体代谢率与人体表面积成正比。中国营养学会提出中国居民膳食能量参考摄入量：成年男性轻、中体力劳动者每日需要能量2400～2700kcal，女性轻、中体力劳动者每日需要能量2100～2300kcal，婴儿、儿童和青少年、孕妇和乳母、老年人各自的生理特点不同，需要的能量也不尽相同。

4. 酸碱平衡：酸碱平衡是人体功能正常的一个重要指标。酸碱性是用pH值来表示的，一般当pH<7的时候，溶液呈酸性；当pH>7的时候，溶液呈碱性；当pH=7的时候，溶液为中性。人体各个器官、组织、体液各有不同的正常酸碱值，如人体血液的正常pH值为7.35～7.45，低于7.35会引起酸性中毒。人体尿液的正常pH值为6.0左右，低于这个值的就是酸性尿液。如痛风患者尿液的正常pH值为4.4～5.0，个别严重的还会低于4.4。人体皮肤的正常pH值一般在6.0左右，高于此值会降低皮肤的抗病能力。女性阴道的正常pH值应在4.5以内，高于这个值就容易感染细菌，高于5.5就可以肯定有炎症。人体胃内溶液的正常pH值为1～3。人体唾液的正常pH值为7.0左右。

5. 电解质平衡：电解质平衡是指机体每日摄取和排出的电解质保持平衡。体内溶解或存在于体液中的电解质叫作溶质。人体常见的电解质平衡包括钠平衡（钠是细胞外液的主要阳离子，正常值135～145mmol/L），钾平衡（钾是细胞内液的主要阳离子，正常值3.5～5.5mmol/L），氯、碳酸氢根平衡，以及钙离子平衡（血清钙正常值2.25～2.75mmol/L，体内钙45%为离子化钙，对维持神经和肌肉稳定起重要作用）。其他还包括磷平衡、镁平衡等。

6. 维生素平衡：维生素是人和动物为维持正常的生理功能而必须从食物中获得的一类微量有机物质，在人体生长、代谢、发育过程中发挥着重要的作用。维生素既不参与构成人体细胞，也不为人体提供能量，而是一类调节物质，在物质代谢中起重要作用。这类物质由于体内不能合成或合成量不足，虽然需要量很少，但对人体非常重要，必须经常由食物供给。如果长期缺乏某种维生素，就会引起生理功能障碍而发生某种疾病。

7. 氮平衡：氮平衡是指氮的摄入量与排出量之间的平衡状态。人和动物食物中的含氮物质绝大部分是蛋白质，非蛋白质的含氮物质含量很少，因此测定食物的含氮量，可以估算出所含蛋白质的量。据测定，每100g 蛋白质中有 16g 氮。也就是说，每 16g 氮就相当于 100g 蛋白质。测定每时摄入氮的量和排出氮的量，并评估两者的平衡关系。总氮平衡表明体内蛋白质的合成和分解处于动态平衡，一般代表营养正常、健康。摄入氮大于排出氮叫作正氮平衡，生长期的儿童少年、孕妇和恢复期的伤病员等就属于这种情况，应该尽量多摄入含蛋白质丰富的食物。摄入氮小于排出氮叫作负氮平衡，慢性消耗性疾病、组织创伤和饥饿等就属于这种情况。氮摄入不足，对疾病的抵抗力降低，患者的伤口难以愈合等。

8. 脂肪酸平衡：脂肪酸是由碳、氢、氧三种元素组成的一类化合物，是中性脂肪、磷脂和糖脂的主要成分，是一种有机物。脂肪酸是各种饱和脂肪酸、不饱和脂肪酸、必需脂肪酸、磷脂、三脂酰甘油等物质的主要组成物质。脂肪酸包含丰富的人体所需要的营养物质，可以分为非必需脂肪酸和必需脂肪酸。非必需脂肪酸可以由机体自行合成，不必依靠食物供应。它包括饱和脂肪酸和一些不饱和脂肪酸。而必需脂肪酸为人体健康和生命所必需，但机体自己不能合成，必须依赖食物供应，为不饱和脂肪酸。人体缺乏脂肪酸可引起生长迟缓、生殖障碍、皮肤损伤（皮疹等）以及肾脏、肝脏、神经和视觉方面的多种疾病。

9. 纤维素平衡：纤维素是人体不能缺少的一种元素，纤维素可以帮助通便，防止便秘等。纤维素没有任何营养，不能当作营养物质，人体无法自行合成。但纤维素却是人体不能缺少的一种成分，故需要外源性供给。纤维素分为水溶性纤维和非水溶性纤维。水溶性纤维可以带走血管里面多余的胆固醇，起到稳定血压、预防心血管疾病的作用，还可以在肠道里面产生益生菌，防止有害细菌在肠道滋生。非水溶性纤维被称为肠道的清道夫。它吸收水分后可以对肠道进行清洁，还可以保持血糖稳定，带走多余的脂肪，使人体少摄入饱和脂肪，预防便秘等。

（四）药物使用

1. 睡眠管理：睡眠是高等脊椎动物周期性出现的一种自发的和可逆的静息状态，表现为机体对外界刺激的反应性降低和意识暂时中断。睡眠可以使人们的大脑和身体得到休息和恢复，适量睡眠有助于人们日常的工作和学习，既是维护健康和体力的基础，也是获得足够免疫力的保证。睡眠对于大脑健康是极为重要的。未成年人一般需要 8 小时以上的睡眠时间，并且必须保证高质量的睡眠。如果睡眠的时间不足或质量不高，会危害生命或对大脑产生不良影响，大脑疲劳和身体疲劳难以恢复，降低免疫力和疾病后的恢复能力。睡眠障碍包括嗜睡、失眠、发作性睡眠症、梦游、遗尿症等。采用必要的药物治疗，是维持患者睡眠的必要手段。

2. 情绪管理：情绪是指伴随着认知和意识过程产生的对外界事物的态度，是对客观事物和主体需求之间关系的反应，是以个体的愿望和需要为中介的一种心理活动。情绪在生理反应上的评价和体验，包括喜、怒、忧、思、哀、乐等几种。情绪涉及身体的变化，这些变化是情绪的表达形式。情绪异常时，需要医学干预。

3. 静脉血栓症（DVT）管理：DVT有两种。一是血栓性静脉炎，指炎症为首发而血栓形成是继发的；二是静脉血栓形成，指血栓形成为首发而静脉壁的炎症是继发的，以下肢深静脉血栓形成最常见。血流动力学改变、血液成分异常和静脉内膜变化是DVT的三个重要因素。对于长期卧床患者，要尽可能早期采用抗血小板、抗血栓治疗以预防血栓；对于血栓形成后的患者，适当的溶栓治疗非常必要。

4. 尿路管理：尿路感染是指病原体在尿路中异常繁殖所致的感染性疾病，可见于老年人、免疫力低下者及尿路损伤患者等。病原体如细菌、真菌、支原体、衣原体、病毒等均可引起感染。患者可有发热、腰痛、尿频、尿急、尿痛等不适症状。适当采用药物治疗可以控制尿路感染，对尿道畸形可以考虑手术治疗。

5. 直肠管理：直肠功能主要是储存粪便。直肠位于盆腔内，直肠并不直，有两个弯曲：骶曲和会阴曲。这些弯曲的结构让通过这里的粪便延长停留的时间，当粪便停留时间过长时，直肠可以产生逆蠕动，将粪便推回乙状结肠，使人们不会因粪便塞在直肠而总有便意无法工作和活动。直肠受植物神经支配（交感神经和副交感神经），肛管区主要受脊神经支配。直肠功能障碍包括功能性直肠功能紊乱和直肠器质性损伤。直肠管理是患者提高生活质量和恢复的关键措施之一。

6. 胃肠管理：胃肠功能是多方面的。胃肠能够吸收食物，感受食物的量，超出吸收量的时候，就会自然而然排出。胃肠还具有免疫功能，胃肠本身就是人体中最大的免疫器官，同时还具有排毒功能，所以胃肠对人们的身体起着至关重要的作用。胃肠功能紊乱，又称胃肠神经官能症，是一组胃肠综合征的总称，精神因素为本病发生的主要诱因。情绪紧张、焦虑、生活与工作上的困难、烦恼、意外不幸等，均可干扰高级神经的正常活动，进而引起胃肠功能障碍。通过药物治疗，可以调整胃肠功能，改善患者对营养的吸收。

7. 疼痛管理：疼痛是一种令人不快的感觉和情绪上的感受，伴有实质上的或潜在的组织损伤，是一种主观感受。现在，疼痛已作为第五生命体征，被临床工作者高度重视。疼痛可涉及全身各部位、各系统器官和组织。引起疼痛的原因是多方面的，包括创伤、炎症、内脏牵张、神经病变等。疼痛不仅给患者带来躯体和精神上的影响，还可能对中枢神经系统、循环系统、呼吸系统、内分泌系统、消化系统和自主神经等产生不良影响和导致病理改变，甚至严重影响患者的正常生活。治疗疼痛可以采用药物、运动疗法、心理疗法等。

8. 原发性疾病管理：原发性疾病是指身体某个器官本身发生病变，原发性是和继发性相对应的存在，原发性疾病引起的其他病理变化称为继发性或并发症。原发性疾病是某一种疾病最先发生在哪一个组织或者器官，并且原因不能明确，只知道这个疾病的危险因素。对于这个组织或者器官来说，这个疾病就是原发性疾病。应积极治疗原发性疾病。

9. 血栓预防：动静脉血栓是由于血管中血液黏稠度过高而引起的堵塞，主要原因是血流动力学改变、血液成分改变和血管壁损伤。严重的心脏血栓梗死、肺部静脉梗死可能危及生命。必须用药物提早预防血栓的形成。

（五）照护管理

1. 良肢位：良肢位是早期抗痉挛的重要措施之一，可以保持肢体的良好功能，防止和对抗痉挛。良肢位能够使偏瘫后的关节相对稳固，可以有效预防上肢屈肌、下肢伸肌的典型痉挛，同时也是预防以后出现病理性运动模式的方法之一。良肢位具有预防畸形、减轻症状，使躯干和肢体保持抗痉挛状态的作用。常用位有患侧卧位、健侧卧位、仰卧位及床上坐位等。

2. 气道管理：采取必要的方式，保障氧供。气道管理的基本目的是保证通气氧合、气道开放、气管保护和气道灌洗。呼吸道是气体进出肺的必经之道，保持呼吸道通畅是进行有效通气的前提。各类呼吸道阻塞和呼吸道高敏反应都造成气体运输障碍，影响肺内气体正常交换。若不及时处理，将导致缺氧和二氧化碳蓄积。气道管理不当是危重患者死亡的主要原因之一。

3. 褥疮预防：褥疮又称为压疮、压力性溃疡、压力性损伤，由于机体局部组织持续受压，血液循环障碍，导致局部皮肤缺血、缺氧、营养缺乏而使皮肤失去正常功能出现组织破损和坏死。褥疮好发于受压的骨骼突出部位，如尾骨、脚踝、足跟、臀部等。应早期干预长期卧床或行动不便的人群，预防褥疮。

4. 关节粘连预防：关节粘连指各种各样的原因导致的关节屈、伸困难，表现为关节僵硬，主要原因是关节滑膜炎、关节囊组织损伤以及关节周围伸、屈肌腱活动度下降。关节粘连一般是在关节受伤后出现，比如韧带拉伤、软组织挫伤或是拉伤会形成局部出血，局部出血后会增加炎症风险，炎症刺激导致关节痉挛，最终出现关节粘连，应重视关节粘连的预防。

5. 跟腱挛缩预防：挛缩是因肌肉、韧带等软组织的长度改变、柔软性及可动性丧失所致的症状。挛缩可明显影响患者的功能，引起疼痛不适等。应重视跟腱挛缩的预防。

6. 静脉血栓预防：静脉血栓是由于静脉中血液黏稠度过高而引起静脉堵塞，形成的主要原因是血流动力学改变、血液成分改变和血管壁损伤等。必须提早预防静脉血栓。

7. 尿路结石预防：尿路结石是常见的泌尿外科疾病之一，尿路结石在肾和膀胱内形成。上尿路结石与下尿路结石的形成机制、病因、结石成分和流行病学有显著差异。细菌、感染产物及坏死组织为形成结石的核心。很多患者经过手术或非手术治疗，结石暂时去除。但不改变内环境，又会生成新的结石。应重视尿路结石的预防。

8. 直肠管理：便秘和腹泻是直肠管理的常见症状。便秘主要指排便次数减少，粪便干结，量少，排便费力。便秘分为功能性便秘和器质性便秘。功能性便秘的发生主要是因为富含纤维素的果蔬摄入少，喝水少和盆底肌松弛；器质性便秘由相关疾病引起。便秘会影响患者的生活质量，导致抑郁、焦虑、失眠等；不同类型的便秘有不同的治疗方法。对器质性便秘主要针对病因进行治疗，其预后取决于原发性疾病的治疗效果。功能性便秘可以通过一般治疗、药物治疗、生物反馈来改善，特殊情况下会选择手术治疗。功能性便秘可治愈，但易复发。

9. 营养管理：人体从外界环境当中摄取食物，经过胃肠的消化，对其中的营养素进行吸收和代谢。食物当中的营养素，比如蛋白质、脂肪、矿物质、维生素、碳水化合物等，为身体供给能量，构成和更新身体组织，并且在整个生理代谢过程当中进行充分的调节。充足的营养对患者康复十分重要。患者的营养摄入包括肠内营养和肠外营养。营养补充的原则是尽可能采用肠内营养，保证患者胃肠功能的维持或恢复，当经口营养不足或者不能够经口营养时，才选择肠外营养。

（六）康复治疗

1. 中医康复：以中医基础理论为核心，以整体观念和辨证论治为特点，采用中医传统疗法对残疾者进行康复活动。其经过数千年的实践和总结，具有完整的理论和治疗体系。其主要有推拿、针灸、牵引、拔罐、中药、药膳、药浴等。中医康复有其自身的特点和应用领域，在临床上是中国特色的学科跨界合作典范。

2. 气压疗法：如果患者需要长期卧床，有可能会导致静脉血栓形成，气压疗法能够防止静脉血栓，作用在双下肢的气压可以使肢体肌肉被动活动，就相当于肌肉的泵一样可以让血液加速流动，减少静脉血栓的风险。梯度气压疗法主要通过由远心端至近心端依次放气，将淤积的淋巴液推回血液循环中，加速肢体静脉血流速度，消除水肿；促进淤血静脉排空及肢体血液循环，预防凝血因子聚集及对血管内膜的黏附，防止血栓形成；增加纤溶系统的活性；加速新陈代谢，提高人体体温。另外，气压疗法还具有按摩作用，缓解肌肉疲劳，减轻疼痛以及促进血液循环，对肌肉劳损和肌筋膜炎也有一定的治疗作用。

3. 振动疗法：振动疗法是采用振动波作用于人体体表，达到治疗目的的疗法。振动是物质运动的一种形式，表示一个质点或物体沿直线或弧线相对于基准位置（即平衡位置）做来回往复的运动。振动疗法通过对深部肌肉组织进行深度、有节奏的击打与振动，能够增强神经肌肉的活性，缓解肌肉紧张与疲劳，促进乳酸消除，使血管扩张，降低血流循环的阻力，起到消炎镇痛等作用。

4. 冷热疗法：利用低于或高于人体温度的物质作用于人体表面，通过神经传导引起皮肤和内脏器官血管的收缩和舒张，改变机体各系统体液循环和新陈代谢，达到治疗目的。冷热疗法作用于人体的局部或全身，起到止血、镇痛、消炎、降温和增进舒适等作用，是临床上常用的物理治疗方法。

5. 电疗法：利用不同类型电流和电磁场治疗人体疾病的方法，主要有直流电疗法、直流电药物离子导入疗法、低频脉冲电疗法、中频脉冲电疗法、高频电疗法、静电疗法等。电疗法可以改善肌肉血液循环，调节中枢神经功能，通过电流刺激促进血液循环，活血化瘀，使炎症物质加速排出，具有消炎止痛、缓解疲劳的功效。电疗法常用于治疗各种疼痛、瘫痪类疾病等，有很好的作用。

6. 磁疗法：利用植入性或非植入性技术，采用电磁手段改变中枢神经、外周神经或自主神经系统活性，从而改善患病人群的症状，提高生命质量的医学技术。临床上磁疗法包括静态磁疗法和动态磁疗法，应用范围很广，特别是现代神经调控类技术中通过高强度的磁场对颅内大脑特定皮质区域进行刺激，能够影响神经递质的释放或抑制，刺激脑皮质活性，从而达到脑功能修复的效果。其治疗范围包括多种类型的疼痛、癫痫、帕金森病、精神性疾病、心绞痛、肠激综合征及抑郁、焦虑等。

7. 高压氧治疗：将患者放置在加压舱内，在比大气压高的气压环境下使其吸入纯氧，利用增加血液中的溶解氧量来达到改善症状和治疗疾病的目的。高压氧使得人体氧交换率提高，改善大脑的缺血、缺氧状况，起到脑保护的作用，一般可以用于治疗脑外伤、脑出血，以及脑中毒引起的大脑缺血、缺氧性疾病，还可以治疗急性中毒、出血、外伤和老年痴呆等疾病，有非常好的效果。

8. 吞咽困难治疗：吞咽困难是指食物从口腔至胃贲门运送过程中受阻而产生咽部、胸骨后或剑突部位的梗阻停滞感觉，可伴有胸骨后疼痛。吞咽困难可由中枢神经系统疾病、食管疾病、口咽部疾病引起，亦可由吞咽肌肉的运动障碍所致。吞咽困难一般有真性吞咽困难和假性吞咽困难两种。真性吞咽困难位置相对恒定，症状逐渐加重，在吃饭、喝水时有明确的吞咽困难的症状；假性吞咽困难并无食管梗阻的基础，而仅为一种咽喉部阻塞感、不适感，不影响进食。通过语言治疗师的治疗，往往可以改善吞咽困难的症状。

9. 心肺康复：心肺功能是人体新陈代谢的基础，心肺功能正常有助于人体氧循环和呼吸功能储备，是人体维持生命的基础功能。心肺康复是指针对心肺功能因为各种各样的疾病发生功能障碍或者降低的患者的治疗方法。

10. 语言康复：采用语言疗法进行康复的方法。语言疗法是对口吃、失语、发音不清、发音困难、聋哑患者进行语言训练的康复方法，给予患者多种刺激，包括视觉、触觉、嗅觉刺激，尽可能恢复患者的说、听和语言交际能力。

11. 运动疗法：利用器械、患者自身力量或徒手达到治疗效果的方法。运动疗法通过某些运动方式（主动运动或被动运动等），使患者获得全身或局部运动功能，感觉功能恢复。运动疗法常见的方法包括关节功能训练、肌力训练、有氧训练、平衡训练、易化训练、体位训练、步行训练等。

12. 手法治疗：治疗师采用简单器械或者徒手操作治疗患者的方法，在临床上，主要是指在人体皮肤表面进行的治疗操作。

13. 作业治疗：应用有目的的、经过选择的作业活动，对由于身体上、精神上、发育上有功能障碍或残疾，以致不同程度地丧失生活自理和劳动能力的患者进行评价、治疗和训练的过程。

14. 假肢矫形：应用现代工程学的原理和方法，为补偿、矫正或增强残疾人已缺失的、畸形的或功能减弱的身体部分或器官功能，使残疾人在可能的范围内最大限度地恢复功能或代偿功能和独立生活的应用性技术，是康复工程的主要内容。

15. 其他技术：临床上新技术层出不穷，对于符合康复治疗目的的技术，康复医师都可以尝试操作。如富血小板技术、三氧大自血、激光治疗技术、射频技术、再生医学、射线疗法、经颅直流电治疗等，可以根据具体情况选择使用。

（七）康复护理

1. 常规护理：指采用护理常规对患者进行处置的过程，包括患者新入院的时候对患者进行病情介绍，准备护理单元，核对患者手腕的标识、患者的病历信息，办理入院手续等。住院后，对患者进行相关的住院指导，包括病区环境、餐饮服务、作息时间、探视制度、陪护规定、安全事项、用药须知、病区中的应急通道等，还包括协助患者进行知情同意签字。同时，详细观察和记录患者生命体征，包括体温、脉搏、呼吸、血压、体重等，并按照要求书写护理记录。按照护理程序，安排分级护理，按照要求按时巡视病房，仔细观察患者病情变化，与患者进行有效沟通，了解患者心理状态，征求患者意见，明确护理问题，及时解决需求等。

2. 体位管理：体位就是患者休息和接受医疗护理所采取的身体姿势。在临床上，体位与诊断治疗和护理效果有密切的关系，正确的体位管理不仅能减轻患者的病痛，而且能够帮助减轻症状，缩短治疗病程，预防长期卧床或者不正确的姿势所导致的并发症。体位管理可以与患者的意识状态干预结合起来，预防长期卧床相关的不良后果，包括低氧血症、压力性溃疡、尿路感染、肺部感染等。

3. 气道管理：通过经口、经鼻或者气管切开建立气道，对患者气道阻塞导致的呼吸困难进行救治的方法。通过人工气道可以促进患者的呼吸功能恢复，促进呼吸道分泌物的排出，防止昏迷患者口腔分泌物呕吐误吸入肺，还可为机械通气提供密闭的通道。做好人工气道管理，可以保障患者呼吸道通畅，预防肺部感染。

4．排痰技术：包括咳嗽与排痰管理。保持呼吸道通畅，及时清除呼吸道分泌物，是预防和减轻患者肺部感染的重要措施。保持呼吸道通畅，首要措施就是促进痰液排出。促进痰液排出，可以运用呼吸训练和排痰训练。咳嗽是人体的一种保护性呼吸反射，有效的咳嗽能够促进排痰，防止分泌物诱发肺炎、肺部和胸膜腔积液等严重并发症，所以说早期的排痰训练有利于控制后期患者呼吸道感染的发生概率。通过呼吸训练和排痰训练，可降低肺部感染的发生率，增强呼吸肌力量，提高活动耐力，增加肺内气体交换。

5．吞咽管理：通过对吞咽障碍的干预，让患者获得营养支持的方法。吞咽障碍是指下颌、口腔、喉等器官的结构或者功能改变，不能够安全有效地把食物由口腔送到胃部的一种临床表现。吞咽障碍导致患者的营养支持和生活质量均会受到消极影响。护士通过吞咽管理，尽可能降低患者误吸的可能，增加患者的口腔训练和反射训练，对患者进行相关的饮食教育，促进患者吞咽功能的恢复，让食物能够从口腔顺利运送到胃，促进患者的营养吸收。

6．营养管理：患者的营养摄入包括肠内营养和肠外营养两个类别。营养管理的原则是尽可能采用肠内营养，保证患者胃肠功能的维持或恢复，当经口营养不足或者不能够经口进食时，才选择肠外营养。肠内营养可以采用经口进食或者鼻饲管进食，食管喂食包括一次性输注、间断输注、连续输注等。

7．创口管理：对患者皮肤表面伤口的评估、清洗、换药等。皮肤褥疮在长期卧床患者的康复治疗和护理中是一个普遍问题。长期卧床患者可能继发痛觉减退、老年痴呆等病症，不能及时反映褥疮的发生，需要医务人员严密观察受压部位，以便及时发现。特别是褥疮引起的全身感染，早期表现多不典型。凡出现发热、血沉加快、低体温、颤抖、寒战、出汗、神志改变等，均应警惕褥疮合并感染的可能。及时采取翻身、减压和创口护理治疗。

8．瘘口管理：瘘口包括造瘘口和瘘管口。造瘘口通常是由于病情或治疗的需要，在腹壁上建立与消化道或排泄道的直接通路，由此通路进行营养供给或解决排便问题。常见的造瘘有胃造瘘、空肠造瘘等。瘘管口是指人体皮肤上由于病理性改变出现的孔洞，向身体内部延伸，与体内器官的腔道相通。皮肤上的孔洞称为外口，体内的孔洞称为内口。瘘管通常长时间存在，一般有黏液或渗出物流出，给人体造成不良影响。比较常见的瘘管是手术后并发症的瘘口和肛瘘。护理对瘘口管理非常重要。对于长期置管患者，日常护理是保持造瘘口清洁、预防感染的重要因素。瘘口固定不能过紧或过松，保持管道通畅，周围皮肤采用生理盐水清洗，无菌纱布覆盖，保持周围皮肤干燥，都是瘘口管理的基本方法。

9. 膀胱管理：膀胱功能障碍可以导致下尿路排尿异常。各种原因引起的排尿异常包括尿失禁、尿液潴留、尿频、尿急、排尿困难、排尿疼痛等，严重影响患者的生存质量及生命安全。最常见的是截瘫所导致的神经源性膀胱，是由神经控制机制紊乱而导致的膀胱功能异常。对患者进行规范管理、早期干预、正确处置、终身护理和定期随访，可以最大限度地避免相关并发症的发生，提高患者的生活质量。对于留置导尿管患者，必须进行专业的护理指导，要定时检查导尿管、尿袋的留置时间，导尿管有无阻塞夹闭，定期更换导尿管、尿袋，教会患者家属如何观察尿液质、量和清晰度，也可以指导患者进行清洁间歇导尿、膀胱功能训练、间歇性导尿等，促进患者达到预期的康复目标。

10. 直肠管理：临床上主要是排便障碍的护理。排便障碍可能是肛门括约肌失去自主控制，直肠平滑肌与盆底横纹肌协调紊乱，导致便秘、腹泻、大便失禁等。脊髓损伤所导致的神经源性直肠，临床表现也是直肠功能异常。要提高患者对肠道功能的支配力，适当的时候可以调整进食质量，包括增加膳食纤维的摄入。调整不同的食物成分，多进食蔬菜、水果等。直肠管理还包括腹部按摩、体表电刺激、预防便秘体操等。适当的时候可以指导患者正确使用调节直肠功能的药物，包括止泻药、通便药。针对患者的生活、饮食习惯，要进行健康教育。每天安排定时排便时间，养成每日定时排便的习惯。通过训练，逐步建立排便反射。指导患者按时饮水，促进胃肠反射。可排便时，可以采取肛门直肠局部刺激，坐位或者蹲位排便。杜绝不良生活习惯，动态检查患者排便情况，详细记录排便日记，通过训练建立良好的排便反射，逐步形成每日规律的排便。

11. 皮肤管理：预防皮肤褥疮及皮肤营养性损伤。正确的床位移动是预防褥疮主要的方式。不要把患者放在床单上拖拽，可以采用担架或者转移垫转移患者。尽量抬高患者头部，选择 20°～30°侧卧位，充分抬高足跟，合理运用枕头或者填充物，保护患者容易出现损伤的部位。每天用温开水给患者擦身，尤其是足跟、肩胛骨、尾骶部的皮肤。摩擦损伤的地方必须重点清洗，保持皮肤干燥，适当的时候可以用生理盐水擦拭皮肤，或者用皮肤保护擦剂。提供足够的营养，保持足够的热量摄入，才能促进患者皮肤损伤的修复。粪便、尿液、分泌物等所导致的皮肤潮湿，可能导致失禁相关性皮炎，它是一种接触性刺激性皮炎，任何年龄段均可发生。要及时对失禁患者进行全面评估，明确事件发生的原因，针对病因采取措施，及时处理失禁的诱发因素，局部清洗，保持局部干燥，保护皮肤。

12. 血栓管理：预防形成血栓，血栓包括静脉血栓和动脉血栓，临床上长期卧床患者往往出现静脉血栓。静脉血栓是指血液在静脉内不正常凝结，导致血管阻塞，血管回流受阻，形成四肢、肺部、脑部、心脏血栓。加强对患者静脉血栓的管理，是临床护理的重要干预手段之一。血栓具有严重的危害性，可能导致患者生命的终结。为了及时发现血栓，必须对患者进行血栓形成潜在风险的评估，尽可能做到早预防、早发现、早处置。

13. 跌倒预防：跌倒是指身体任何部位因为失去平衡而触及地面或者其他物体表面的行为。跌倒一定是突发的、不自主的、意外的体位转换。跌倒是住院患者或者老年人群在医院中出现伤害的重要原因之一。如果在跌倒中出现脑损伤、骨折、躯体肌肉损伤等，会限制患者的运动能力、活动范围，影响患者的生活质量，降低患者生活自理能力，给家庭和社会带来巨大的负担。必须对患者进行跌倒护理评估，根据评估结果对患者进行跌倒风险分级（高风险和低风险）。对跌倒高风险患者，必须提供安全的住院环境，设置合理的辅助设备，标识跌倒风险，进行安全宣教，对于有意识障碍或躁狂的患者，必要的时候可以使用保护性约束。开展有效的跌倒护理，可以预防跌倒的发生。针对诱发跌倒的因素进行详细评估和干预，最大限度地预防患者住院期间发生跌倒，明确患者住院护理需求，开展有针对性的护理指导，可以预防患者跌倒所导致的继发性损害。

14. 促醒管理：对于昏迷或者植物状态患者的护理，要考虑病情特点，尽可能减少各类并发症。提高患者意识清醒，帮助患者早日恢复意识状态，做好促醒护理十分关键。对于昏迷或者植物状态患者，应该进行听觉、视觉、触觉、味觉、嗅觉等多元化的信号刺激，改善或者弥补受损的脑神经功能，促进患者神经功能的修复。在疾病护理中，应该针对疾病特点，进行相关的护理措施调整，加强相关护理，密切观察病情变化，防止长期卧床所导致的并发症。

15. 谵妄管理：谵妄是认知精神及运动功能异常的一种精神紊乱的临床症候群，又称为急性脑综合征。谵妄的临床表现较为复杂，注意力缺失和精神障碍是两个核心症状，睡眠节律改变、感知觉异常、外界反馈迟钝也是谵妄的主要临床表现。谵妄的诱发因素很多，康复医生的临床观察诊断是主要的临床确诊依据。谵妄的治疗中，除了控制原发性疾病，专科护理也非常重要。谵妄往往会导致多种危险因素，比如患者会出现烦躁、依从性差、日夜睡眠颠倒、妄想、幻想、攻击性、破坏性等。进行专科护理时，必须进行严格的病情观察，随时处置患者出现的异常情况，保障患者的安全，尊重患者，与家属充分沟通交流，鼓励患者配合康复治疗，促使患者早日回归家庭、回归社会。

16. 院感管理：医院感染是指住院患者在医院内获得的感染，包括在住院期间发生的感染和在医院内获得，出院以后又发生的感染，但不包括入院前已经有或入院时已存在的感染。医院感染的控制重点在预防和管控两个环节。医务人员必须加强医院感染的诊断、监测、预防和控制等各个环节的工作，落实相关的管理制度和防控措施。特别是手卫生需要严格执行。院感护士必须根据医院和科室感染管理的具体要求，制定各项管理制度，负责院感管理各个环节的监控，采取有效措施，减少医院感染的发生。如果出现医院感染，必须及时送检微生物，查找感染源，切断感染途径，控制感染蔓延，做好相关的文书记录工作，并及时上报医院及有关部门。

17. 心理干预：首先要进行心理评估。心理评估是指在生物、心理、社会、医学模式的共同指导下，综合运用谈话、观察、测验的方法，对个体或团体的心理现象进行全面、系统和深入的分析。心理评估主要包括诊断、筛查、预测和干预评估等。在临床上，住院患者的初期心理评估往往由主管病床的护士完成。主管病床的护士与患者接触时间较长，可以更好地对患者精神状态、生活习惯进行观察，发现问题可以进行相关的心理初级评估，筛查病症。如果考虑患者有心理干预的需要，可以请相关科室的心理评估专业人员进行测评后干预。在康复治疗过程中，由于对康复治疗的理解差异或者其他因素，患者可能出现心理障碍，管床的护士和医师也可以进行及时的心理评估，对有可能出现心理障碍的患者早发现、早诊断、早干预，有利于康复流程的顺利实施。

18. 陪护管理：陪护是指在医院中受雇于患者或患者家属或相关公司，协助护士对患者进行日常护理和帮助的工作人员。陪护在患者住院期间的护理工作中具有重要作用。医院专职陪护是我国根据国情及医疗制度所制定的体现临床人文关怀的一种重要的组织形式。针对陪护人员的管理，可以引入第三方公司负责，包括建立管理体系、对陪护人员招聘进行把关、建立健全制度、制定陪护人员的服务行为准则、进行专业培训使其掌握相关技能、确保陪护的安全行为、保障服务质量。同时需要科室护士对陪护人员进行医院感染管理、保护患者隐私管理、病区安全通道认知管理等。

19. 口腔护理：对牙、舌、腭、颊等部位的清洁和保护。口腔是病原菌侵入人体的主要途径之一。口腔的温度、湿度，以及食物残渣非常适宜微生物的生长繁殖。如果大量微生物在口腔内繁殖，可以导致机体抵抗力下降，出现口腔疾病。特别是康复中卧床或昏迷患者，无法自行清洁口腔时，口腔护理是预防误吸、肺部感染、口腔感染以及其他严重并发症的重要手段。

20. 振动治疗：目前，振动排痰机大量在临床应用，其根据临床胸部物理治疗原理，在患者身体表面产生特定方向周期变化的推力，其中垂直方向治疗力产生的叩击、震颤可促使呼吸道黏膜表面黏液和代谢物松弛和液化，水平方向产生的定向力可以帮助痰液排出体外。同时，振动治疗可以预防长期卧床患者的肢体静脉血栓，维持肢体肌力和局部血液供应，促进损伤组织修复。

21. 气压治疗：促进肢体的血液循环，特别是加强下肢血液回流，减少下肢因为长期卧床导致静脉血栓的概率。

（八）查房常规

1. 生命体征：见第二章"三、表单解读"的相关内容。

2. 瞳孔观察：瞳孔是观察人体多种异常表现的窗口，瞳孔对光反应异常可能是颅内病损的表现，可以帮助医师快速诊断临床颅神经疾病。瞳孔主要应用手电和裂隙灯进行检查。瞳孔的检查内容主要包括观察瞳孔大小、瞳孔颜色和瞳孔对光反应。正常瞳孔直径是 2.5~4.0mm，如果瞳孔过大或者过小，都应该查找瞳孔大小不正常的原因，进行相应的治疗；瞳孔颜色可以反映色素沉积，瞳孔表面有没有新生血管生成；瞳孔对光反应包括直接对光反应和间接对光反应，若瞳孔对光反应异常，应进一步检查相关支配颅神经，确定瞳孔对光反应异常的原因，排除颅内病理性损害。

3. 压眶反射：一种针对昏迷患者的检查手法。用拇指紧压其一侧的眶上孔，观察患者有无反应。若见患者出现皱眉，同侧上肢或下肢皆屈曲，或仅一侧肢体出现活动，即为压眶反应出现。压眶反应可以用来反映昏迷程度及肢体有无瘫痪。如出现压眶反应，说明昏迷程度不深；若患者毫无反应，则表示已深度昏迷。如果同侧肢体不动，对侧肢体出现活动，表示伴有同侧肢体瘫痪。如果压眶没有反应，则提示疾病程度较为严重，需要根据具体情况进行分析。

4. 霍夫曼征（Hoffmann's Sign, Hoffmann 征）：为上肢的锥体束征，检查方法是用左手托住患者一侧的腕部，并使腕关节略背屈，各手指轻度屈曲，医生以右手食指、中指两指夹住患者中指远侧指间关节，以拇指迅速向下弹刮患者中指甲，正常时无反应，如患者拇指内收，其余各指也有屈曲动作即为阳性。Hoffmann 征阳性可以见于锥体束损害疾病，包括脑血管疾病、炎性脱鞘病、肿瘤以及缺血缺氧、中毒等各类因素引起的锥体束损害。脊髓疾病引起锥体束压迫，导致锥体束上运动神经元损害，也可以出现 Hoffmann 征阳性。而部分正常年轻女性也可以出现双侧对称性阳性，并无诊断意义。临床上还可以根据病情需要，选择检查其他病理征。

5. 心肺听诊：包括心脏听诊与肺部听诊两个方面。心脏听诊的方法是听心脏的五个听诊区，依次是心尖听诊区（心脏搏动最强处）、肺动脉瓣听诊区、主动脉瓣听诊区、主动脉瓣第二听诊区和三尖瓣听诊区。心脏听诊的内容主要包括心跳的频率、心跳的节律、各瓣膜变化引起的心音、心脏杂音等，尤其要注意心音的变化以及心脏杂音，比如出现主动脉瓣关闭不全或者狭窄的时候会有相关的变化产生。肺部听诊一般是两侧交替进行，最好从肺底部开始听诊，要两肺对称听诊，从下到上依次听诊。肺部听诊主要是区分呼吸的频率和节律，同时要注意区分有无呼吸音变粗，有无肺部啰音、哮鸣音等，比如支气管哮喘的时候会在胸骨上窝听见明显的支气管哮鸣音。

6. 腹部扪诊：体格检查中检查腹部的一种手法。医生利用手的感觉，在患者配合活动时检查身体各组织、器官的大小、位置、边缘、形态、质地、表面情况、活动度等，并了解有无压痛、痉挛、温度改变、波动、搏动、肿块等，以识别被检查组织和器官的正常或异常。必要时，可以配合腹部叩诊。腹部叩诊分为直接叩诊和间接叩诊，通过叩诊时声音的变化来判断实质器官的位置、大小是不是正常，有没有叩痛，空腔器官是不是有积气、积液。

7. 会阴三角检查：在临床上往往容易被忽略，对于长期卧床患者，会阴三角检查非常重要。女性会阴是指两侧大腿内侧，阴阜下方和肛门上方之间的部位，下方可以摸到耻骨联合，属于骨性结构，上述部位包绕处即为会阴。男性会阴是阴囊根部与肛门连线的周围区域。会阴三角检查要观察大小便和其他分泌物、皮肤潮湿程度、皮肤完整性和局部皮疹等。

8. 足跟小腿：跟腱挛缩是指由于骨折、跟腱断裂、神经系统损伤、长期畸形维持等引起跟腱长期制动后，不能维持正常长度的状态。挛缩可明显影响患者的功能，引起疼痛不适等。严重的挛缩会使患者下地行走时足跟不能着地，踝关节背屈受限，给患者带来极大的痛苦。查房时应重视。

9. 其他内容：可根据病情增减每日查房查体内容。原则是保障患者安全，随时发现病情变化，指导及时调整治疗方案，同时又不耽误患者参加康复治疗的时间。

第八章　入院基础选药表单

一、表单内容

康复医师选药表单见表8-1。

表8-1　康复医师选药表单

分类	是否
抗癫痫选药精确方案	□是，□否
解痉与肌松选药精确方案	□是，□否
成人高血压选药精确方案	□是，□否
2型糖尿病选药精确方案	□是，□否
降脂管理选药精确方案	□是，□否
神经营养选药精确方案	□是，□否
骨质疏松选药精确方案	□是，□否
镇痛选药精确方案	□是，□否
镇静选药精确方案	□是，□否
抗抑郁选药精确方案	□是，□否
抗焦虑选药精确方案	□是，□否
抗血小板选药精确方案	□是，□否
抗凝选药精确方案	□是，□否
止血药物精准方案	□是，□否
药敏回报前抗生素选药精确方案	□是，□否
糖皮质激素选药精确方案	□是，□否
营养/能量平衡选药精确方案	□是，□否
酸碱平衡选药精确方案	□是，□否
维生素平衡选药精确方案	□是，□否
电解质平衡选药精确方案	□是，□否

分类	是否
液体平衡选药精确方案	□是，□否
氮平衡精确方案	□是，□否
脂代谢平衡精确方案	□是，□否
头晕和眩晕选药精确方案	□是，□否
帕金森病选药精准方案	□是，□否
抗生素选药精确方案	□是，□否
胃动力与助消化选药精确方案	□是，□否
肝功能损害选药精确方案	□是，□否
肾功能损害选药精确方案	□是，□否
心功能损害选药精确方案	□是，□否
雾化吸入选药精确方案	□是，□否
止汗选药精确方案	□是，□否
腹泻便秘选药精确方案	□是，□否
痛风选药精确方案	□是，□否

注：仅供参考，按照临床需求修改。

康复医师药物作用角色表单见表8-2。

表8-2 康复医师药物作用角色表单

类别	是否
对症治疗	□是，□否
辅助治疗	□是，□否
预防治疗	□是，□否
诊断治疗	□是，□否
安慰治疗	□是，□否
支持治疗	□是，□否
维持治疗	□是，□否
平衡治疗	□是，□否

注：仅供参考，按照临床需求修改。

二、表单说明

药物是指能够通过改变人体的生理、生化和病理状态，用于治疗、预防和诊断疾病的物质。在理论上，凡能影响机体器官生理功能及细胞代谢活动的化学物质都属于药物的范畴。药物与毒物并无明确界限，毒物是指在较小剂量就能对人体产生损害的物质，而药物在较大剂量时也可以损害人体。药物和毒物只是相对的概念，剂量才是决定因素。

（一）康复医学临床用药需求

康复医学临床中患者不仅有功能障碍，还有诱发功能障碍的原发性疾病、合并疾病或并发症等。这种情况下，必要的药物使用才能保障患者的生命安全和提高疗效。当然，对于肌张力异常、心理障碍和疼痛等，药物使用是控制症状的必要手段。故临床用药是康复医师的基本技能之一。

（二）康复医学临床用药权限

针对康复医学临床中用药的权限问题，目前争议很大，如哪些是必须要专科会诊后才能使用的药物，哪些是医师必须掌握的基本用药技能，哪些是危急重症急救都能使用的药物等，相关法律均没有进行明确的界定。《中华人民共和国医师法》于 2022 年 3 月 1 日起施行，可以参考其中有关药物使用的规定：第二十八条，医师应当使用经依法批准或者备案的药品、消毒药剂、医疗器械，采用合法、合规、科学的诊疗方法。第二十九条，医师应当坚持安全有效、经济合理的用药原则，遵循药品临床应用指导原则、临床诊疗指南和药品说明书等合理用药。

康复专科医师首先是执业医师，应该通过执业医师考试获得处方权限。按《2022 年临床执业医师考试大纲》的要求，必须掌握基本药物并要求在临床上使用，包括：胆碱受体激动药、抗胆碱酯酶药和胆碱酯酶复活药、M 胆碱受体阻断药、肾上腺素受体激动药、肾上腺素受体阻断药、局部麻醉药、镇静催眠药、抗癫痫药和抗惊厥药、抗帕金森病药、抗精神失常药、镇痛药、解热镇痛抗炎药、钙通道阻滞药、抗心律失常药、治疗充血性心力衰竭的药物、抗心绞痛药、调血脂药和抗动脉粥样硬化药、抗高血压药、利尿药与脱水药、作用于血液及造血器官的药物、组胺受体阻断药、作用于呼吸系统的药物、作用于消化系统的药物、肾上腺皮质激素类药物、甲状腺激素及抗甲状腺药物、胰岛素及口服降血糖药、子宫平滑肌兴奋药、β-内酰胺类抗生素、大环内酯类及林可霉素类抗生素、氨基糖苷类抗生素、四环素类、人工合成的抗菌药、抗真菌药和抗病毒药、抗结核病药、抗疟药、抗恶性肿瘤药等。

但是，参考国内多次纠纷或事故的判定，不同地区和评判人员对合理用药权限和执业范围的认知千差万别，如不同医院对抗生素使用权限的规定差异较大，只能尽可能适应当地、当院合理使用药物的规范。

（三）康复医学临床用药决策

康复医学临床用药时，一般由康复医学获得医师资格证书和执业证书的医务人员按照学习内容和更新的药典知识，对患者进行药物干预。根据《中华人民共和国医师法》和医师执业考试要求，康复医师可以采用基本药物治疗。

针对临床复杂问题，康复医师无法做出正确判断时，可以会诊，由其他专科医师参与决策。国家卫生健康委员会编写的《医疗质量安全核心制度——会诊制度》指出，会诊是指出于诊疗需要，由本科室以外或本机构以外的医务人员协助提出诊疗意见或提供诊疗服务的活动。会诊条件包括：如果患者所患疾病在执业范围之外，应通过会诊转至相关科室开展诊疗；患者罹患本科疾病的基础上伴随有执业范围外的疾病需要同时诊疗，应在积极治疗本专业范围疾病的基础上，请求会诊协助诊疗或严格按照该疾病的诊疗规范实施诊疗。

三、表单解读

（一）康复医师选药的处方角色表单

康复医师临床选药时，不但要掌握临床药物的作用机制，还应该掌握临床药物在处方中的角色。正如中药的君臣佐使的用药辩证理念，临床康复选药时也应该按照整体观的原则选择用药。按照主药、辅药等基本判定原则选择用药时，也应该选择可减轻主药副作用的佐药，如用可能导致胃肠出血的激素类药物时，可加用养护胃肠的药物等。

在康复临床中，一种药物的角色在不同阶段或疾病中是互相转化及可变的，需要根据临床需求合理配伍处方，其用药角色大致可分为以下几类。

1. 对症治疗：指用药的目的在于改善患者的直接症状的治疗。对症治疗虽然不能根除病因，但可以快速缓解患者的疾病症状。

2. 辅助治疗：指有助于增加主要治疗药物作用的治疗，如影响主要治疗药物的吸收、作用机制、代谢以增加其疗效的药物，或在疾病常规治疗基础上有助于功能恢复的治疗药物。

3. 预防治疗：又称为保护性治疗或预见性治疗，在可能导致机体损伤的药物使用或特定行为中，提前保护容易受伤的组织。有时预防性治疗能达到最好的治疗效果，缩短治疗时间，提高治疗效率。其实所有的药物都有副作用，预防治疗可以提前预防副作用发生，或降低其发生程度。在康复临床中，对于长期卧床患者，尽早采用措施预防褥疮、肺部感染、尿路感染、肌腱挛缩、肩关节半脱位等继发损害，是预防治疗的具体体现。

4. 诊断治疗：也称为尝试性治疗或试验性治疗，根据已有的临床证据和丰富的临床经验，先有针对性地用药控制患者症状。在临床上，患者的病理性检查结果还未获得、诊断指征不全、诊断未明或病因暂时未明时，为保护患者生命、减轻疾病损害，可以根据已有的临床证据和丰富的临床经验，先有针对性地用药控制患者的临床症状，为明确诊断争取时间。当然，待明确诊断后，应该调整或维持原定的治疗计划。

5. 安慰治疗：又称为安抚治疗，是指通过使用不直接治愈病损的治疗或药物，让患者获得信念，增强对治疗的信心和提高临床依从性，达到治疗效果的治疗方法。安慰治疗不仅仅是一种心理疗法，也是医学的一种责任，饱含着严谨的科学态度和深深的情感。安慰治疗可以使患者思想上得到安慰，有助于康复。有两种机制能够形成预期，使安慰治疗与安慰剂起作用。其一是信念，患者对某种药品、治疗、康复技术或有关人员的信赖或信任，可以促进恢复有益功能。其二是条件反射，动物可以通过重复的体验，在体内建立起一种期望，甚至在大脑内释放出内啡肽，为接收康复治疗做好进一步的铺垫。

6. 支持治疗：又称为营养治疗，是指采用药物（如营养支持药物）维持患者基本营养，延长生命的一种治疗手段。最早支持治疗是指支持性心理治疗，指医生通过劝导启发、支持鼓励和说服等多种方法，帮助患者正确面对自己的问题、克服困难、走出困境、恢复心身健康的治疗方法，与康复临床的支持治疗有一定差异。提供糖、蛋白质、脂肪酸、维生素、矿物元素等营养性支持药物是重症康复患者的支持治疗手段之一。支持治疗不但供给人体营养，更是治疗营养不良患者的方法。支持治疗也是姑息治疗的一个重要组成部分。

7. 维持治疗：又称为巩固治疗，是指通过积极康复治疗到达较好疗效后，维持低强度的用药和治疗以巩固疗效的治疗方法。不论是大脑形成新的印迹还是形成条件反射，均需要通过反复和持续一定时间的强化，才能维持疗效。故即使患者出院后也要进行必要的维持治疗。

8. 平衡治疗：通过调整人体内环境的药物，维持人体内环境的平衡，纠正人体脱水、电解质紊乱、酸碱度平衡紊乱、组织缺氧、低蛋白血症、贫血、维生素缺乏以及失血导致的低血容量等的治疗。其与康复技术中的平衡训练不同，以药物为主要手段。在康复重症治疗中，平衡治疗主要维持人体内环境的九大平衡：酸碱平衡、蛋白质平衡（氮平衡）、脂肪酸平衡（脂平衡）、能量平衡（糖平衡）、液体平衡（水平衡）、维生素平衡、元素平衡（矿物元素平衡）、氧平衡、膳食纤维平衡（纤维素平衡）。

9. 其他：手术治疗中的麻醉剂、松弛剂等药物，替代治疗中的中西结合用药，精准治疗中的基因治疗用药，靶向治疗中的诱导性用药等。

（二）康复医师多用基础选药表单

在康复临床中，康复医师对每天使用的药物要进行梳理。

康复医师必须要平衡药物使用中的学习成本和营运成本，需要主动学习药物的最新动态，花费更多的时间和经费不断提高用药技能，在临床需要时可以自行用药，使用成本则大幅降低。

对极少使用的药物，由于不熟悉其副作用和禁忌证等，为了保障患者疗效和维护医疗安全，康复医师要通过请相关科室会诊或院间会诊等方式指导调整用药。如果患者病情变化，需要再次会诊。为协调会诊机制，康复医师虽然自己学习成本很低（开出会诊邀请单），但是会导致科室和医院管理的营运成本上升，患者的费用也会大幅上涨。

临床上，康复医师可以按照药物使用频率将其分为一类用药、二类用药和三类用药。

一类用药是指在康复医学科患者每天必需的药物，可列为自己必须掌握的药物。康复医师需要自己主动学习该类药物的药理学治疗，包括药动学、药代学内容，搜索各种指南和用药规范，明确用药禁忌证和副作用。必要时可以参加学习班、网络教学并通过考核，获得该类药物的使用权限，保证用药合法合理。特别是针对独立成立的康复医学科病房、康复分院或康复专科医院，完全掌握一类药物的权限和使用技巧，是康复医师的必备技能。

二类用药是指在康复医学科患者每周必需的药物，可列为自己需要熟悉的药物。康复医师可以通过会诊医师或相关指南熟悉该类药物的使用方法和副作用。必须使用时可以请会诊室医师进行讲解，保证用药的合理性。

三类用药是指在康复医学科患者一个月或一个月以上才有可能需要使用的药物，可列为自己需要了解的药物。人脑的记忆都有时效性，不常用的知识会逐渐遗忘，要掌握自己的时间记忆规律，适当放空大脑才能更好地记忆重要事情。对少见病和罕见病的诊治流程，一般建议每个单位指派一位高年资专业人员学习掌握，分工合作。遇见该类疾病时，尽可能请专科会诊，以保证患者用药安全。在临床用药中，千万不要鲁莽行事，生命重于山，要知轻重、明底线。

每个科室和医院因为主要诊治病种不同，康复医师需要掌握的一类用药、二类用药和三类用药是完全不同的。从常见神经康复病房管床的康复医师角度，梳理药物使用后，列表如表8-3。

表 8-3　神经康复医师临床常用药物表单

分类	内容
一类用药	抗癫痫用药 解痉与肌松用药 成人高血压用药 2 型糖尿病用药 降脂管理用药 神经营养用药 骨质疏松用药 镇痛用药 镇静用药 抗抑郁用药 抗焦虑用药 抗血小板用药 抗凝用药 止血用药 药敏回报前抗生素用药 营养平衡用药 酸碱平衡用药 维生素平衡用药 电解质平衡用药 液体平衡用药 氮平衡用药 脂平衡用药 帕金森病用药
二类用药	糖皮质激素用药 抗生素精准用药 胃动力与助消化用药 头晕和眩晕用药 雾化吸入用药 止汗用药 腹泻用药 便秘用药 胆碱受体激动药 抗胆碱酯酶药和胆碱酯酶复活药 胆碱能受体阻断药 肾上腺素受体激动药 肾上腺素受体阻断药
三类用药	肝功能损害用药 肾功能损害用药 心功能损害用药 痛风用药

注：仅供参考，按照临床需求修改。

第九章　重症康复患者日评表单

一、表单内容

重症康复患者日评表单见表9-1。

表9-1　重症康复患者日评表单

时限	项目	内容	是否
每天必查项目（可调可选）	生命体征	T　P　R　　BP：（每天多次）	□是，□否
	瞳孔	左　右　　（mm）	□是，□否
	睡眠	昏迷（重、清）、MCS、有节律、其他	□是，□否
	尿量	尿量　　mL	□是，□否
	疼痛	评分：	□是，□否
	皮肤	红、肿、热、褥疮，异常：　　，异常部位	□是，□否
	反射	压眶反射：L/R，HoffmannL/R	□是，□否
	液体量	总入量　　mL（肠内＋肠外） 肠外　　mL，肠内　　mL 总出量：　　mL，大便次/量：	□是，□否
	氮入量	氮入量＝　　g	□是，□否
	维生素入量	维生素C：　　g 复合维生素B 其他	□是，□否
	矿物素入量	K：　　g Po!： gtt!： 其他：	□是，□否
	能量出入量	标准量：　　日入量：	□是，□否
	血糖	早　中　晚　睡前　　（空腹mmol/L）	□是，□否
	补氧	鼻氧管氧量： 面罩氧量： 气管切开照护：	□是，□否

时限	项目	内容	是否
每天必查项目（可调可选）	纤维素	补充量：	□是，□否
	痰液	痰量： 痰质： 痰色：	□是，□否
	其他	补充项目：	□是，□否
每周两次检查（可调可选）	血、便、体液、心电检查	血常规指标：Hb WBC Plt 血电解质：K Na Cl 其他异常： 白蛋白 D-dimer 凝血指标：INR PT APTT Fib 感染指标：BNP CRP PCT IL-6 肝肾糖脂酶（生化）： 尿常规： 大便常规： 血气分析：pH Lac PO_2 PCO_2 ECG： 其他：	□是，□否
每周一次检查（可调可选）	常规检查+评分	GCS：E V M 胸部CT： 头部CT： 褥疮皮肤： 关节畸形： 踝挛缩： 心电监护： 中央血压监控： 其他：	□是，□否

时限	项目	内容	是否
入院必查项目（可调可选）	原发性疾病检查 合并症筛查 并发症罗列 风险归纳（1个月内有本院结果可不复查）	血管彩超 A/V： 腹部彩超： 心脏彩超： 颅内影像： 痰培养（转科、转院患者24小时内必做）： 尿培养（转科、转院患者24小时内必做）： 血培养（转科、转院患者24小时内必做）： 其他体液培养：脑脊液、涕液、泪液、创口分泌物等 动态心电图： 动态血压监测： 尿常规： 大便常规： BNP、CRP、PCT、IL-6： ECG： 胸部CT、头部MRI： 血栓弹力图： 其他：	□是，□否
干预治疗项目	干预疗法	常规、传统、经典、跨界、创新 七大治疗策略 六大治疗作用 确切+不确切+安慰性+适应性 医师操作 康复治疗 陪伴照护 全程护理	□是，□否

注：仅供参考，按照临床需求修改。

二、表单说明

（一）重症康复的概念

重症是指采用普通的医学手段无法维持生命的患者状况。重症医学并不仅仅是一种医疗技术或治疗方法，更是一种组织和管理模式，是通过合理集中利用资源最大限度维持生命的学科。

重症康复包括两个方面的临床实践：一是加强监护病房的康复人员的专业干预，二是在康复医学科的亚重症康复病房的康复治疗。在重症医学发展过程中，亚重症康复病房应运而生。亚重症康复病房的设备配备与重症病房类似，监护仪器、抢救设备一应俱全，可随时进行急救，不同的是增加了"康复"的力度。"重症+亚重症+康复"治疗一体化的救治模式，提高了患者的生活质量，帮助患者和家属学会自我锻炼和自我护理，为康复后融入社会做好充分的准备。重症康复的目的不仅是救治患者，让更多的患者获得生命，而且要让更多的患者重新回归社会。不但让重症患者活下来，还要高质量地活下来，这是重症康复医学的任务和本质。

（二）重症康复的关键点

1. 多科协作：由于重症患者病情的复杂性，需要应用多科知识进行诊治。现代医学知识浩瀚无边，一名康复医师穷尽人生精力也只能较为熟练掌握医学的一个分支。故多科高质量医务人员相互配合，集思广益，才能保障重症患者获得最佳的治疗技术。内科、外科、妇科、儿科和康复医学科的协作治疗可以提高重症患者后期的生存质量。

2. 新技术使用：医学技术不断推陈出新，新技术有其自身的优势，发挥新技术的优势，才能保障重症患者最佳治疗计划的实施。气管切开技术和开胸心脏按压的发明应用提高了心肺障碍患者生存概率，器官移植技术延长了器官损伤患者的寿命，心肺康复技术大大缩短了重症患者的在院时间。

3. 先进的设备：随着科技日新月异地发展，新开发的设备增强了临床救治的能力。功能性磁共振（FMRI）、近红外脑部成像、正电子发射计算机断层显像（PET-CT）等的应用大大提升了临床诊断能力，亚低温治疗设备和体外膜肺氧合（ECMO）的临床应用提升了救治危重症患者的成功率。

4. 全程护理：这是重症康复实施的基础。基于 24 小时的病情监测、评估和护理能及时发现病情变化和应急处置。故在人力配备上，重症加强监护病房和亚重症康复病房一般需要床护比达到 1∶4 及以上才能保障重症患者的全程护理。

5. 经验积累：医学既是实验的突破，又是经验的总结。很多医学治疗技术往往在实践中被发现有效，才逐渐进行机制研究和理论论证。重症医学的发展也遵循这一规律。转化医学的概念是对这一思路的总结。转化医学不是单一的学科或者技术，而是一种转化的状态，指从临床经验到实验室研究、从实验室研究到临床实践的双向转化过程。转化医学具有丰富的内涵，它通过临床观察与分析帮助实验室更好地认识人体与疾病、进行更优化的实验设计来促进基础研究，同时将实验室研究成果转化为临床应用的产品与技术。转化医学致力于缩小基础实验研发与临床和卫生临床应用之间的距离，为总结临床经验、开发新药品、研究新的治疗方法开辟出了一条具有革命性意义的新途径。

6. 研究突破：生物化学研究、数学研究、基因研究、药物实验研究、转化医学研究等提供了丰富的理论和应用储备，对于重症治疗更是如此，均为临床精准医学的开展提供了强有力的支撑。

7. 资源调配：重症救治的资源消耗比普通患者大很多。按照既往研究，单位时间内重症患者救治资源平均消耗至少是普通患者的七倍以上。故准备充足的资源是重症救治成功的关键点之一。

8. 高效的组织管理：组织管理是重症康复实施的保证。一个好的团队必须有一位明智的大脑性决策人，必须有统一的目标和实现目标的规划，对资源进行整合。故在重症康复实施中，也必须有学科带头人或管床负责医师进行统筹协调，才能保障医疗工作的顺利开展。

9. 智慧的决策：在重症救治和康复中，临床康复医师最难掌握的能力是决策力，包括如何安排治疗、如何选药、如何评估以及何时放弃治疗等。临床救治不同于商品交换，特别是针对重症的救治往往只有一次机会，一个明智或者失败的决策决定的是生或死，没有重来的机会。而且，抢救失败往往还不知道哪些处置计划可以改进，没有办法多次重复验证决策的优劣。故一位睿智的康复医师可以大大提高重症患者的救治成功率、后期生存质量，节省社会资源，减少患者的留院时间和延长患者寿命。虽然临床救治有教科书、有指南、有规范、有共识等参考，但是病情却是千差万别。医务人员临床上自问最多的几个问题包括：患者怎么与教科书描写的发病不一样？病情怎么不符合指南标准呢？共识中按照推荐选药时，用药剂量范围那么大，怎么选择起始剂量才能安全快速取得疗效？检查报告模棱两可的时候怎么决策？能否再努力一下，看看救治效果？是否该告诉家属可以放弃治疗了？

（三）重症康复的精髓

重症康复除了"控症"和"治病"，还要求"复能"，即要求"控症""复能""治病"三方面精进。"复能"是指功能的修复。康复医学诊治过程中更强调患者未来的生存质量和回归社会。"控症""复能""治病"三方面的精进是重症康复的精髓，这是医学进步的结果，也对现代医学提出了挑战：一方面，某些疾病一旦发生，其病理生理过程的控制可以挽救生命；另一方面，康复医学特色技术参与早期重症疾病的治疗，可以大大加快康复过程和提高未来的生存质量。重症康复的重点就是用先进的组织形式、先进的知识、先进的技术和先进的干预方式，让患者真正能够回归家庭和工作岗位、回归社会，为社会做出应有的贡献。

三、表单解读

对患者的检测和监控指标很多，纷繁复杂，而且不断有新技术和新的指标被发现并推广。有效、有利、有优势的临床指标有别于科研指标，更强调敏感度、信度、效度和便利度。临床指标的选择是由康复医师负责的，指标要能反馈患者的状态、治疗效果，康复医师需要关注卫生经济学的优劣，须通过长期学习和经验总结来设计，这是技术更是艺术。当然，针对个体患者的治疗方案是可调可变的，没有一成不变的治疗方案，要顺应病情变化调整治疗方案，尽可能保证疗效最大化。按照康复医学科重症患者的临床特点，特制定重症患者的日程评估表单，既有对患者身体指标的提取，又有干预手段的筛选。表单的制定尽可能全面，在临床实际操作过程中要根据具体情况，实事求是，可调可选。其具体指标包括快筛查体类（临床常规查体、生命体征监测）、检验监测类（人体平衡监测、血液常规检测、凝血指标检测、二便指标检测、炎性损伤监测、图形影像检查、心肺检查）、干预治疗类（医师操作、康复项目、药物使用、照护管理、全程护理），共三大类十四项内容。表单虽然是按照临床使用频率进行分类排列，但是在表单解释中是按照指标分类、作用和各个治疗实施的专业性进行论述，以便条例清晰，有利于掌握。

（一）生命体征监测

1. 生命体征：见第二章"三、表单解读"的相关内容。

2. 瞳孔：见第二章"三、表单解读"的相关内容。

3. 意识：见第二章"三、表单解读"的相关内容。

4. 尿量：见第二章"三、表单解读"的相关内容。

5. 疼痛：见第二章"三、表单解读"的相关内容。

6. 皮肤：见第二章"三、表单解读"的相关内容。

7. 反射：见第二章"三、表单解读"的相关内容。

（二）人体平衡监测

1. 液体平衡：见第七章"三、表单解读"的相关内容。

2. 氮平衡：见第七章"三、表单解读"的相关内容。

3. 维生素平衡：见第七章"三、表单解读"的相关内容。

4. 电解质平衡：见第七章"三、表单解读"的相关内容。

5. 能量平衡：见第七章"三、表单解读"的相关内容。

6. 纤维素平衡：见第七章"三、表单解读"的相关内容。

7. 其他。

（1）痰液检测：痰指呼吸道分泌的病理性产物，包括某些病变器官组织内积存的黏液物质。

（2）血糖：血液中的糖称为血糖，绝大多数情况下都是葡萄糖。体内各组织细胞活动所需的能量大部分来自葡萄糖，所以血糖必须保持一定的水平才能维持体内各器官和组织的需要。

（3）补氧：用于缺氧的预防和治疗。氧气是人体维持生命不可缺少的物质。

（三）血液常规检测

1. 血常规：一般包括红细胞（RBC）计数、血红蛋白（Hb）测定、白细胞（WBC）计数、白细胞分类（DC）计数、嗜酸性粒细胞（EOS）直接计数等。

2. 电解质：可以产生自由离子而导电的化合物。人体电解质主要包括钠离子、氯离子、钙离子、钾离子及镁离子等。钠离子和氯离子是维持细胞内液渗透压的主要无机盐离子，正常人体细胞内外液的渗透压基本相等，由此来维持细胞内外液的动态平衡。电解质的主要作用是维持内环境的稳定，包括维持渗透压平衡、酸碱度稳定、细胞功能和结构的完整等，并且参与体内许多重要功能和代谢活动，如神经冲动传导、肌肉收缩、葡萄糖跨细胞膜转运都有电解质的参与。

3. 肝肾糖脂酶生化检查：肝功指通过各种生化试验检测与肝脏功能代谢有关的各项指标以反映肝脏功能基本状况，检验项目包括胆红素、白蛋白、球蛋白、转氨酶、r－谷氨酰转肽酶等。肾功就是指肾功能，是抽血化验得出来的结果，肾功能包括血肌酐、尿素氮、尿酸、胱抑素 C、血 β_2 微球蛋白等指标。血糖是能量的重要来源，为各种组织、器官的正常运作提供动力。血脂是血浆中的中性脂肪（甘油三酯）和类脂（磷脂、糖脂、固醇、类固醇）的总称，广泛存在于人体中，是生命细胞基础代谢的必需物质。心肌酶是存在于心肌的多种酶的总称，心肌酶谱是检查心肌损伤和坏死的一组心肌损伤标记物，包括天门冬氨酸氨基转移酶、乳酸脱氢酶、肌酸激酶等。

4. 蛋白质：组成人体一切细胞、组织的重要成分。蛋白质是生命的物质基础。蛋白质主要包括白蛋白、球蛋白，还有糖蛋白以及脂蛋白。白蛋白对于机体的生理功能有非常重要的作用，可以增加血容量和维持血浆的胶体渗透压，调节组织与血管之间的水分动态平衡。白蛋白还有运输物质、解毒、营养供给、增强人体免疫力等作用。如果缺乏白蛋白，要及时外源性补充。

（四）凝血指标检测

1. D－二聚体（D－dimer）：检测血栓形成非常敏感的指标，是急性血栓形成的标志物，但不具有明显的特异性，D－二聚体的水平升高表示血块在血管系统中形成，往往是重症疾病的先兆。

2. 凝血指标：属于检验科临检项目之一，为长期卧床、出血、凝血、手术前及口服抗凝药物患者的临床监控指标。凝血指标一般包括凝血酶原时间（PT）、活化部分凝血活酶时间（APTT）、凝血酶时间（TT）、纤维蛋白原（FIB）、国际标准化比值（INR）、PT 比值（PTR）等。

3. 血栓弹力图（Thromboela－Stogram，TEG）：动态监测凝血过程的图像。血栓弹力图反映血液凝固动态变化（包括纤维蛋白的形成速度、溶解状态和凝状的坚固性、弹力度），因此影响血栓弹力图的因素主要有红细胞的聚集状态、红细胞的刚性、血凝速度、纤维蛋白溶解系统活性等。

（五）二便指标检测

1. 尿常规：可以反映机体的代谢状况，是很多疾病诊断的重要指标，不少肾脏病变早期就可以出现蛋白尿或者尿沉渣中出现有形成分。

2. 大便常规：主要对粪便的性状、颜色、细胞等进行检查，对消化道疾病和肠道寄生虫病的诊断和治疗有重要意义，一般包括粪便性状、幽门螺杆菌检测、粪便白细胞、粪便红细胞、粪便颜色、粪寄生虫卵、粪便隐血试验（OBT）等。

（六）炎性损伤监测

1. B型钠尿肽：又称为脑利钠肽（Brain Natriuretic Peptide，BNP），是由心肌细胞合成的具有生物学活性的天然激素，主要在心室表达，同时也存在于脑组织中。BNP作为心力衰竭（Heart Failure，HF）定量标志物，不仅反映左心室收缩功能障碍，也反映左心室舒张功能障碍、瓣膜功能障碍和右心室功能障碍。BNP在100~400pg/mL时可能由肺部感染、右心衰竭、肺栓塞等引起。BNP超过400pg/mL提示患者存在心力衰竭的可能。BNP是急性冠脉综合征患者死亡的最强大预测物。

2. C−反应蛋白（C−Reactive Protein，CRP）：在机体受到感染或组织损伤时血浆中一些急剧上升的蛋白质（急性蛋白），激活补体和加强吞噬细胞的吞噬而起调理作用，清除入侵机体的病原微生物和损伤、坏死、凋亡的组织细胞。C−反应蛋白直接参与炎症和动脉粥样硬化等心脑血管疾病，并且是心脑血管疾病最强有力的预示因子和危险因子。C−反应蛋白在感染性疾病、急性心肌梗死和结缔组织病中具有较高的应用价值。

3. 降钙素原（Procalcitonin，PCT）：一种蛋白质，是一种比较常用的感染指标。当人体出现严重的细菌感染、真菌感染和寄生虫感染，以及脓毒血症和多器官功能衰竭时，降钙素原在血浆中的水平会升高。自身免疫、过敏和病毒感染时，降钙素原水平不会升高。降钙素原作为一个诊断细菌感染的重要标记物，具有较高的准确性。降钙素原的浓度与感染的程度相关，如果降钙素原大于$100\mu g/L$，一般认为患者有感染性休克。降钙素原水平不仅可以诊断感染和脓毒血症，还可以指导抗菌药物的治疗。

4. 白细胞介素−6（Interleukin−6，IL−6）：一种功能广泛的多效性细胞因子，是活化的T细胞和成纤维细胞产生的淋巴因子。IL−6可调节多种细胞的生长与分化，具有调节免疫应答、急性期反应及造血功能，并在机体的抗感染免疫反应中起重要作用。IL−6在多种疾病中有明显改变，临床表现主要为发病时IL−6水平增高。连续检测重症监护患者血清或血浆中IL−6水平能有效评估炎症程度。IL−6的血清水平增高早于PCT和CRP，能作为炎症程度的警告指标。

5. 痰培养：检查痰液中有无致病菌感染。痰液是气管、支气管的分泌物或肺泡内的渗出物。正常情况下，肺泡、支气管和气管可有少量分泌物，当呼吸道黏膜受到刺激时，会出现大量的痰液。临床上可根据需要进行需氧菌培养、厌氧菌培养、结核杆菌培养或真菌培养，用于呼吸道感染的病因诊断。痰培养的理论依据是致病菌应高于污染菌，据此，对痰液进行定量培养和半定量培养。痰培养常与药敏试验一起进行。

6. 尿培养：针对患者尿液中的细菌进行培养，可以检测出尿液中是否含有细菌，通过尿培养帮助医师对泌尿系统感染进行诊断，如常见的尿道炎、膀胱炎等。正常尿液应是无菌液体，但患者的尿液中有致病菌存在，将收集的尿液在容器内进行相应的培养，然后找到尿液中有什么细菌存在，才能够选择敏感的药物积极进行治疗，达到最好的治疗效果。

7. 血培养：将一定量的血液接种到营养液体培养基中，在一定的温度、湿度、气体环境等条件下培养一定时间，使细菌繁殖、生长，通过鉴定，确定感染性病原体的人工培养方法。血培养常用于菌血症、浓毒血症、不明原因发热，或其他通过血液进行传播的病原微生物，同时还可以做药敏试验，指导临床治疗。

8. 其他体液培养：脑脊液、涕液、泪液、创口分泌物等的培养。根据临床需求进行相关的体液培养，对体液中的细菌繁殖、生长进行鉴定，让医师确定感染性病原体。

（七）图形影像检查

1. 心电图（Electrocardiogram，ECG）：心脏在每个心动周期中，由起搏点、心房、心室相继兴奋，伴随着生物电的变化，通过心电描记器从体表引出多种形式的电位变化的图形，从而帮助医师对心脏电信号进行诊断的方法。

2. 心电监护、动态心电图、ICU 中央生命体征监控系统等有利于生命体征的监测。

3. 彩超检查是多普勒超声的一种，也叫彩色多普勒血流成像。彩超检查是临床上比较常用的一种辅助无创检查手段，合理应用彩超检查可及早发现病变从而采取相应的处理措施。彩超检查应用范围很广，可用于器官和组织检查，包括血管彩超、腹部彩超、心脏彩超和占位彩超等。

4. 胸部 CT：利用计算机断层扫描技术，对胸部进行检查，能够了解肺部的一些病变。

5. 头部 CT：通过 CT 对头进行检查的一种方法。优点是检查速度快，对新鲜出血敏感性高，并且能显示明显的脑内占位等重要病变。

6. MRI：利用核磁共振原理，依据所释放的能量在物质内部不同结构环境中的衰减不同，绘制物体内部的结构图像。这种技术用于人体内部结构的成像，在临床诊断上极大地提高了医学诊断的准确性。

（八）临床常规查体

1. GCS：对患者意识状态进行评估。

2. 褥疮：通常发生在骶部、骨隆突部位、与医疗器械或其他器械接触的部位。

3. 关节畸形：各种原因使得关节脱离了正常形态和结构。

4. 踝挛缩：通常由骨折、跟腱断裂、神经系统损伤等的长期制动引起。挛缩可明显影响患者的功能，引起疼痛不适等，不利于患者的站立，影响患者生活自理能力的维持和提高。

（九）心肺检查指标

1. ECG、动态血压监测、心电监护、动态心电图、ICU 中央生命体征监控系统等作为临床常用的心肺检测方法，在临床上可以根据患者情况选用。

2. 血气分析是医学上常用于判断机体是否存在酸碱平衡失调以及缺氧和缺氧程度等的检验手段，包括酸碱度（pH）、二氧化碳分压（PCO_2）、二氧化碳总量（TCO_2）、氧分压（PO_2）、氧饱和度（$SatO_2$）、实际碳酸氢根（AB）、剩余碱（BE）、阴离子隙（AG）等。

3. 其他的心肺评估可选项目很多，如无创心输检测、动态平板试验、基础代谢耗氧量检测等。

（十）医师操作项目

医师操作项目包括基本项目和专科项目两大类。基本项目是基于临床执业医师考试标准的内容，必须掌握，并根据病情选用。

1. 检查类操作：骨髓穿刺检查、胸腔穿刺检查、腹腔穿刺检查、肌电检查、脑电检测、骨密度检查、各类康复专科评定等。

2. 治疗类操作：关节腔穿刺（包括膝、踝、髋、肩、肘、腕等关节）、胸腔引流、腹腔引流、清创术、缝合术、交叉配血、富血小板治疗等。按《临床执业医师考试大纲》的要求，手术基本操作技术（切开、缝合、结扎、止血）、清创术、开放性伤口的止血包扎术、脓肿切开术、换药与拆线、吸氧术、吸痰术、胃管置入术、三腔二囊管止血法、导尿术、动静脉穿刺术、胸腔穿刺术、腹腔穿刺术、腰椎穿刺术、骨髓穿刺术等属于职业医师基本操作技术，临床上必须掌握并使用。

3. 急救类操作：气管切开、心肺复苏术、电除颤等。

4. 专科类操作：呼吸机介入、亚低温治疗、体外膜肺氧合（Extracorporeal Membrane Oxygenation，ECMO）等。

（十一）常见康复治疗项目

康复治疗分类方式很多，参见第六章"三、表单解读"的相关内容。

（十二）常见药物使用

1. 睡眠管理：参见第七章"三、表单解读"的相关内容。

2. 情绪管理：参见第七章"三、表单解读"的相关内容。

3. 静脉血栓症管理：参见第七章"三、表单解读"的相关内容。

4. 尿路管理：参见第七章"三、表单解读"的相关内容。

5. 直肠管理：参见第七章"三、表单解读"的相关内容。

6. 胃肠管理：参见第七章"三、表单解读"的相关内容。

7. 疼痛管理：参见第七章"三、表单解读"的相关内容。

8. 原发性疾病管理：参见第七章"三、表单解读"的相关内容。

9. 血栓管理：参见第七章"三、表单解读"的相关内容。

（十三）照护管理

1. 良肢位：参见第七章"三、表单解读"的相关内容。

2. 气道管理：参见第七章"三、表单解读"的相关内容。

3. 褥疮预防：参见第七章"三、表单解读"的相关内容。

4. 关节粘连预防：参见第七章"三、表单解读"的相关内容。

5. 跟腱挛缩预防：参见第七章"三、表单解读"的相关内容。

6. 静脉血栓预防：参见第七章"三、表单解读"的相关内容。

7. 尿路结石感染预防：参见第七章"三、表单解读"的相关内容。

8. 直肠管理：参见第七章"三、表单解读"的相关内容。

9. 营养管理：参见第七章"三、表单解读"的相关内容。

（十四）康复护理

1. 常规护理：参见第七章"三、表单解读"的相关内容。

2. 体位管理：参见第七章"三、表单解读"的相关内容。

3. 气道管理：参见第七章"三、表单解读"的相关内容。

4. 排痰技术：参见第七章"三、表单解读"的相关内容。

5. 吞咽管理：参见第七章"三、表单解读"的相关内容。

6. 营养管理：参见第七章"三、表单解读"的相关内容。

7. 创口管理：参见第七章"三、表单解读"的相关内容。

8. 瘘口管理：参见第七章"三、表单解读"的相关内容。

9. 膀胱管理：参见第七章"三、表单解读"的相关内容。

10. 直肠管理：参见第七章"三、表单解读"的相关内容。

11. 皮肤管理：参见第七章"三、表单解读"的相关内容。

12. 血栓管理：参见第七章"三、表单解读"的相关内容。

13. 跌倒预防：参见第七章"三、表单解读"的相关内容。

14. 促醒管理：参见第七章"三、表单解读"的相关内容。

15. 谵妄管理：参见第七章"三、表单解读"的相关内容。

16. 院感管理：参见第七章"三、表单解读"的相关内容。

17. 心理干预：参见第七章"三、表单解读"的相关内容。
18. 陪护管理：参见第七章"三、表单解读"的相关内容。
19. 口腔护理：参见第七章"三、表单解读"的相关内容。
20. 振动治疗：参见第七章"三、表单解读"的相关内容。
21. 气压治疗：参见第七章"三、表单解读"的相关内容。

第十章　病情急救表单

一、表单内容

病情急救表单见表10-1。

表 10-1　病情急救表单

分类	要求	途径与说明	是否
应急策略	立即实施	保护、通知、监护、抢救、联系	□是，□否
隐私回避	首先实施	强调重点	□是，□否
体位保护	立即执行	一般静卧为主，可以根据病情调整体位	□是，□否
病危医嘱	立即执行	病危通知单尽快签字送达，可以多次送达	□是，□否
吸氧开气道	立即执行	急救中可先口头医嘱，后补充医嘱	□是，□否
心电监护	立即执行	监测 ECG、PO_2、PCO_2 等	□是，□否
禁食禁饮	立即医嘱	急救中可先口头医嘱，后补充医嘱	□是，□否
记出入量	立即医嘱	急救中可先口头医嘱，后补充医嘱	□是，□否
血液生化	立即执行	血常规、生化、电解质、D-二聚体、凝血指标等	□是，□否
完整记录	6 小时之内	病历中抢救记录与护理记录要保持完整对应，仔细斟酌，反复推敲	□是，□否
充分沟通	尽早实施	高年资医师与委托人联系和沟通	□是，□否
搜索病因	系统回顾	可以转入 ICU 或病情稳定后进行	□是，□否
急救用药	提前熟悉	提前熟悉抢救车中备药	□是，□否
操作技术	尽早实施	按需由医师操作，如气管切开、透析、中心静脉测压、中心静脉置管、锁骨下静脉置管、穿刺、血气分析等	□是，□否
标准作业程序	严格遵守	常见应急标准作业程序可随时查询、掌握	□是，□否

注：仅供参考，按照临床需求修改。

二、表单说明

（一）病情急救表单分类

院间应急事件主要包括各种突发事件，如伤害事件、自杀事件、自残事件、绑架事件、威胁事件、毁损事件、医疗纠纷、行政事件、病情急救等。其中由疾病导致的病情急救事件是临床最单纯、最专业、最容易处置，可最短时间见效的应急事件，其他事件干预放在风险表单中论述。病情急救表单包括应急策略表单、急救流程表单、标准作业程序（Standard Operation Procedure，SOP）表单三大类。我们在论述中将三种表单合并标注和分析，临床上可以根据实际情况拆分和选用其中一部分。应急策略表单要求所有员工应知应会，急救流程表单一般要求值班医师和住院总医师明确知晓，SOP 表单要求能随时查阅，最好在抢救室墙上明显位置悬挂。

（二）病情急救表单要求

病情急救表单按照临床要求分为两类。第一类病情急救表单是让医务人员好记好用，在应急状态下能够快速回忆，不易遗忘，简洁明了，以朗朗上口的习惯用语为主，如应急策略表单只有 5 个双字单词，包括保护、通知、监护、抢救和联系。应急策略表单是所有急救的总纲，要求所有员工，包括保卫人员、清洁人员、陪护人员、后勤人员和其他辅助医疗人员应知应会。好记表单要在临床中反复强调，达到惯性上手的目的。第二类病情急救表单要详细归纳，以步骤图、流程图和逻辑图等为准，可以让医务人员快速判断，直观选择干预方法，如心跳呼吸骤停抢救 SOP、大咯血抢救 SOP、急性肠穿孔急救 SOP、急性脑出血急救SOP 和脑梗死急性期救治 SOP 等。

（三）SOP 表单设计

SOP 是将某一事件的标准操作步骤和要求以统一的标准格式描述出来，用来指导和规范日常工作。SOP 是一种作业程序，SOP 的精髓就是将细节进行量化，用更通俗、直观的短语标注出来，一目了然。SOP 要对某一程序中的各个关键控制点进行分解、细化和量化。SOP 可以让人在最有限的时间内明确执行复杂的程序。SOP 能够减小人员面对复杂流程的操作难处，使其按照明确步骤指示就能避免失误与疏忽。SOP 是实实在在的、具体可操作的，不是理念层次上的东西。SOP 一定是经过不断实践不断总结出来的，在当前条件下可以实现的最优化的操作程序设计。SOP 可能只是单个的操作流程，也可能是一个整体和体系的操作流程。

SOP 要明确控制节点，将相应的执行步骤列出来，按时间的先后顺序来划分重点。SOP 除了一些文字描述，还可以增加一些图例，目的是将步骤中某些细节进行形象化和量化。

SOP 可以节省学习复杂操作流程的时间，尽可能避免操作失误。SOP 可以保证操作的稳定性，稳定性是医学急救时保证安全流程的主要因素。SOP 不是一成不变的，可以根据科技发展和实践总结不断修改和规范。

三、表单解读

（一）应急策略

1. 首先，保护患者免受进一步伤害，除特殊疾病如心力衰竭患者需要特殊体位外，尽可能仰面平卧在床面、地面或拼接椅凳等。

2. 第一时间通知急救联络人员，急救联络人员可以是护士、治疗人员、行政人员、医院总值班或病房住院总值班等。在病房通知护士站，在门诊通知门诊登记处，在过道、医院花园或电梯上等公共场所立即通知管理人员或最近的护士站，再由经过专业培训的急救联络人员通知相关人员到现场实施急救。

3. 在急救过程中，要监护患者生命体征和各种辅助检查设备提供的指标，有根有据地实施有序急救。保留急救的过程记录文件，及时整理急救医嘱和流程的书面材料备查。

4. 医疗抢救措施一般是由医院总值班或病房住院总值班负责指导，对整个急救发布指令、整合资源、协调人员参与，并进行流程把关和质量控制。

5. 必要时，必须联系相关科室人员会诊、转科和辅助远程指导，也可能需要联系医院总值班进行各个系统资源的整合和沟通。

（二）隐私回避

医疗中的隐私保护往往不被临床医师注意到，但后期回顾救治经过时，又可能惊出一身冷汗。医师救治行为被形容为"怀菩萨心肠，行霹雳手段"。医学充满了不确切性，结果虽然完美，但过程又容易被大众误认为过于"残忍、粗暴"，不能接受。特别是暴露身体部位进行穿刺、插管或切开等，可能导致鲜血淋淋的场面，被普通群众或家属看见，往往导致不可预测的后果，如晕血、晕厥和过分惊吓等。而且，可能由于围观群众使用手机摄录影像并上传网络，暴露患者的隐私部位，从而出现医疗纠纷。故在临床上一定要反复强调并强制实施：如果暴露患者除了头、颈、手掌和手心外的部位，一定要实施隐私回避。对部分特殊宗教人群的救治，还要尊重患者的个人信仰和生活习惯，充分保护患者隐私。

（三）体位保护

突发疾病时，救助者让患者保持正确的体位极为重要。要根据病情调整体位，不同疾病要采取适当体位，这是急救的重要步骤，也是最简单又不能忽视的一项急救措施。常见的急救体位包括去枕仰卧位、侧头仰卧位、头高仰卧位、头高侧卧位、休息恢复位、休克休息位、半卧休息位和头低保护位等。如口腔中有大量分泌物时，尽可能采取侧头体位；头胸和下肢抬高可以保证有足够的回心血量；呼吸困难时可以抬高头胸保持气道通畅，增加肺活量等。

（四）病危医嘱

如果医师判定患者病情变化迅速，可能引起严重病损，出现严重并发症，心脏等重要器官功能衰竭而危及生命，可以下病危医嘱，同时将病危通知书交给患者授权委托人。病危通知书是医院发出的，在患者病情趋于恶化，可能危及生命的情况下，发给家属的病情危急的具体情况通知书。病危通知书尽快由抢救负责人签字送达，可以多次送达。病危通知书并没有明确进行统一规定，必要时可以手写。病危通知书的内容一般包括患者授权委托人称谓、患者目前病情、告知内容及知情同意等。病危通知书必须包括五项内容：

1. 患者授权委托人称谓，即病危通知书接收者。可填写联系方式，以便后续沟通。

2. 患者情况，如"XX（先生、女士）现在我院治疗，诊断为 XX 疾病"。必要时，可填上患者证件号码。

3. 患者危急重情况，如"虽然经过我们积极救治，但目前病情趋于恶化，随时可能危及生命，特下达病重（危）通知书"。

4. 后续处置，如"尽管如此，我们仍将组织积极救治，同时向您告知患者情况，请您理解、配合和支持。如您还有其他要求，在接到'病重（危）通知书'后立即告诉我们"。

5. 发送者署名等。标注本通知书一式两份，医院、患者授权委托人各执一份。

（五）吸氧开气道

心肺复苏时，要首先开放气道，包括徒手、插管和气管切开三种常见方法。徒手开气道包括三种常见方法，具体如下。

1. 仰头举颏法：将右手小鱼际放于患者额头，左手食指和大拇指轻抬患者下颌，右手往下压患者头部，左手上抬患者下颌，使患者头部充分后仰，起到开放气道的作用。

2. 仰头抬颈法：右手小鱼际轻压患者额头，左手从下方托住患者颈部，往上轻抬，使患者头部后仰。这种方法主要用于怀疑有颈椎损伤的患者。

3. 双手举颏法：站在患者头侧，双手轻托住患者下颌往上托举，使患者头部上抬，起到开放气道的作用。

（六）心电监护

心电监护是一种监测心脏电活动的手段，适用于急性或者严重性疾病发作的患者，可以 24 小时不间断持续观察患者的生命体征。心电监护提供可靠的、有价值的心电活动指标，并指导实时处理，给医生和护士进行下一步治疗带来很大的帮助。心电监护观测血压、血氧饱和度、心率、呼吸的次数等。

（七）禁食禁饮

禁食禁饮是为了减少胃内容物的容量和酸度，预防患者意识丧失期间的呕吐物返流阻塞呼吸道，或误吸导致肺部感染。患者意识清晰后，可以根据病情尽快恢复肠内营养摄入。长时间的禁食禁饮可导致很多不良反应，如出现明显的口渴、饥饿等症状，患者焦虑、精神紧张，胃肠功能减退、菌群失调，出现低血糖、虚脱等低营养现象。

（八）记出入量

临床工作中通过对患者出入量的观察及正确记录，及时了解病情动态变化，并根据患者的病情变化制定相应的治疗措施。体液是人体水和电解质的重要组成部分，构成人体的内在环境。正常人体的体液保持出量和入量的动态平衡。出量是指从体内排出的所有液体，包括：①显性失水，如大小便、出血、呕吐物、痰液、穿刺液、引流液、伤口渗出液等；②隐性失水，如皮肤不显汗、出汗及呼吸道呼出水分等。入量是指进入体内的所有液体，包括饮水量、食物中含水量、输液量和输血量等。人体的隐性失水计算可以按照人体在正常生理条件下，皮肤和呼吸蒸发的水分每日约 850mL。在异常情况下，失水量可能更多，一般体温每增高 1℃，每日每公斤体重将增加失水 3~5mL。气管切开患者呼吸失水量是正常时的 2~3 倍。大面积烧伤和肉芽创面患者的水分丢失更为惊人。每天记录出入量，有利于临床医师准确判断患者体液平衡状态。

（九）血液生化

血液检查是指抽取人体外周血进行分析，对血液中各种血细胞的数量、比例、体积等指标以及血浆中各种溶质进行检测，判断身体健康状况和对疾病进行诊断的检查方法。常见的检查内容有血常规、血沉、血型、肝功能、肾功能、电解质、血糖、血脂、各种感染指标、甲状腺激素浓度、乙肝五项抗体、艾滋病抗体、梅毒抗体、丙肝抗体、甲肝抗体、肿瘤标记物、血液细菌培养和药敏试验等。医生通过医嘱指定血液检查类型，使用检查结果明确或支持诊断，监督或决定治疗手段，并对未确定的病情做出筛查。大小便化验也是常规检查，包括大便检查和小便检查。大便检查主要检查有无胃肠炎、寄生虫病，更重要的是判断有无大便潜血。小便检查又称为尿常规，如检查尿液中的白细胞、红细胞、尿糖、蛋白等，如果尿液存在大量蛋白，可能提示肾炎或肾病综合征。

（十）完整记录

病历中抢救记录与护理记录要保持完整对应，仔细斟酌，反复推敲。病历是医务人员对患者患病经过和治疗情况所做的文字记录，是按规定的格式和要求书写的患者医疗健康档案。病历是根据问诊、体格检查、辅助检查、诊断、治疗、护理等医疗活动所获得的资料，经过归纳、分析、整理而完成医疗活动过程的记录。病历既是临床实践工作的总结，也是探索疾病规律及处理医疗纠纷的法律依据。抢救记录是指医务人员对患者在抢救过程中的诊断、治疗、理化检查，直至患者成活或死亡全过程的真实情况的记录。因此，抢救记录是病历中的重要组成部分，是救治患者的实际记录。

（十一）充分沟通

必须尽早实施医患沟通，最好由高年资医师与委托人联系和沟通。医患沟通是医务人员在诊疗活动中与患者及其家属在信息方面、情感方面的交流，是医患之间构筑的一座双向交流桥梁。医患沟通是医患双方围绕患者的健康问题及诊断治疗进行的信息交流，所交流的信息既包括疾病诊治的直接内容，也包括同疾病诊治相关的心理、社会等相关因素。正确的医患沟通有利于医师对患者病情的了解以及进一步诊治，也是现代医疗事业中医师所要掌握的一种技巧。由于患方缺乏必要的医学知识，常常无法理解和监督医疗技术运用是否合理，在医患沟通中适当采取比喻、对比、对标、拟物等沟通技巧，比满口专业术语更能让患者家属理解医疗救治行为，获得积极的配合。

（十二）搜索病因

除非直接病因，其他的病因可以通过系统回顾获得。特别是早期意识障碍患者往往需要病情稳定后才能筛查病因。病因是导致疾病的因素，是破坏人体相对平衡状态而引起疾病的因素，又可称为致病因素等。常见的致病因素包括细菌、病毒、衣原体、支原体及螺旋体等。

（十三）急救用药

抢救的组织者应该提前熟悉抢救车中的备药。需要使用的药物在抢救车中都有备药，才能及时使用。对于特殊用药，必须去药房申请，可能导致时间延误，影响抢救的成功率。各病区及相关门诊、医技科室等医院场所均应备有抢救车，抢救车内应设布局图，抢救车内的抢救物品、仪器要求规范、整齐地放置于固定位置，不得随意挪动更换。整个抢救车放置位置也要求固定，不得随便变动。抢救车必须设专人管理，并做到定期清洁和检查，及时换补使用药品和过期药品。住院总值班人员要熟悉抢救车内物品类型，包括盐酸肾上腺素、去甲肾上腺素、异丙肾上腺素、多巴胺、西地兰、阿托品、654-2、利多卡因等急救用药，气管切开包、穿刺包、压舌板、张口器、简易呼吸器等应急医疗器具，胸外按压板、电筒、报警器等辅助救治设备。

（十四）操作技术

医师的急救基本技术，如气管切开、透析、中心静脉测压、中心静脉置管、锁骨下静脉置管、穿刺、血气分析等必须反复练习，可以提前培训、熟练操作使用。

（十五）SOP

SOP 将各个急救的操作细节进行量化，用更通俗、直观的短语标注出来，一目了然。SOP 的表现形式多种多样，实践操作中根据具体内容和情况选用，可以是简单的文字描述，也可以是图片或流程标识，举例如下：

1. 简单文字 SOP（急性脑病处置 SOP）。

（1）查体监护：瞳孔、颈抗检查，基本生命体征监护，吸氧与呼吸支持，心脏监测与心脏病变处理，体温控制。

（2）紧急处理：颅内压增高，血压、血糖控制，标准用药等。

（3）预防并发症：包括肺炎、排尿障碍与尿路感染、深静脉血栓和肺栓塞等。

（4）早期卧床，控制脑水肿与颅内高压：甘露醇静滴。

（5）必要时手术。

2. 流程图配文字 SOP（心跳呼吸骤停抢救 SOP）。

（1）病情评估：发现者双手拍打患者双肩并呼唤患者，判断有无反应，以耳听、面感、眼观法评估患者呼吸情况，若无反应立即进行心肺复苏。

（2）安置保护体位，解开患者衣扣及腰带，注意保护患者隐私。

（3）立即通知医生，护士推急救车，备吸引器。

（4）如果是软性支撑面，必须垫胸外按压板。

（5）开放气道，可采用仰头举法，清除气道内分泌物，有舌后坠时使用口咽通气管，评估患者呼吸、心跳。

（6）进行胸外心脏按压，心脏按压与人工呼吸之比为 30∶2。

（7）必要时进行气管插管或气管切开，可使用呼吸机辅助呼吸。

（8）心电监护，如有室颤，给予非同步电复律。

（9）建立静脉通道，医嘱给药。

（10）严密观察病情，评价复苏效果。

（11）心肺复苏成功后，转运患者或联系转科治疗。

（12）补充医嘱记录，补充抢救记录，与家属沟通。

（13）抢救流程图见图 10-1。

评估：突然意识丧失、颈动脉搏动消失、呼吸停止、面色口唇发绀

↓

保护：平卧或其他保护体位，必要时垫胸外按压板
（解开患者衣扣及腰带，隐私保护）

↓

通知：医生现场急救，备急救车，备吸引器

↓

抢救：持续胸外心脏按压（每分钟 100 次左右）

↓

开气道：呼吸器辅助呼吸，气管插管或气管切开，呼吸机辅助呼吸

↓

监护：心电监护、氧饱和度监测

↓

除颤：有室颤者，立即电除颤

↓

用药：建立静脉通道，给予抢救药物

↓

联系：复苏成功后立即转运或转科

↓

记录：整理抢救记录，补充医嘱

↓

整理：清点急救车，补充药品和器械

图 10－1　抢救流程图

第十一章　康复常见并发症管理表单

一、表单内容

康复常见并发症管理表单见表 11-1。

表 11-1　康复常见并发症管理表单

分类	内容	是否
卧床并发症	褥疮感染 肺部感染 尿路感染 口腔感染 尿路结石 深静脉血栓 肺栓塞 水肿 直肠功能障碍 膀胱功能障碍 消化道出血 胃肠功能障碍 气管切开并发症	□是，□否
直接并发症	神经性疼痛 继发性癫痫 过敏 肢体抖动 神经营养不良 营养失调 吞咽障碍	□是，□否
失用并发症	失用性肌萎缩 跟腱挛缩 痉挛 肌张力高 关节粘连 继发性骨质疏松	□是，□否

分类	内容	是否
误用并发症	异位骨化 异位钙化 骨化性肌炎 继发性骨折 继发性肩痛	□是，□否
情感并发症	睡眠障碍 漠然状态 焦虑状态 抑郁状态 谵妄状态	□是，□否

注：仅供参考，按照临床需求修改。

二、表单说明

（一）并发症分类标准

并发症是指就诊原发性疾病引起另一种疾病或症状，也可以指在诊疗护理过程中，患者出现的其他一种或几种疾病。并发症分类标准很多，可以以诱因分类，如由原发性疾病所导致的直接并发症、由不及时治疗等导致的间接并发症，还可分为卧床并发症、失用并发症、误用并发症、滥用并发症、情感并发症等。如果以发生频率分类，可分为常见并发症、偶见并发症、罕见并发症等；以病情轻重分类，可分为轻型并发症、重型并发症等；以并发症发生的缓急分类，可分为危急并发症、一般并发症、突发但不危重并发症等。

（二）医源性损害

说到并发症，不得不提到医源性损害。医源性损害指非原发性疾病本身，而是治疗过程对患者造成的任何损害。无论是物理性、化学性、生物性或心理性损害，如果是由从事医疗、防疫等医疗相关人员的言谈、操作行为不慎以及医疗相关操作的副作用造成的，均可以称为医源性损害。

医源性损害可发生在治疗的整个过程中，如药物不良反应、用药失误、手术不当、诊断错误、器械不良事件、院内感染、血液输注、执行医嘱失误等引起的各种损害。康复医学中还容易因为良肢位不当、护理不当、陪护不当、治疗师忽略和医疗流程不当等诱发医源性损害，如褥疮感染、跟腱挛缩、关节粘连和继发性骨质疏松等。

医源性损害一定不是医务人员主观促使形成的，一定是在诊疗过程中无意识、不自主、不可避免地对患者造成的损伤。医源性损害大多数是可以避免的。医源性损害实际上是一种客观存在的东西，不能完全杜绝，但是对流程和规范进一步优化可以降低医源性损害的发生率和损伤程度。

（三）良肢位的重要性

良肢位是早期抗痉挛的重要措施之一，能够使长期卧床患者的关节相对稳固，有效预防脑卒中后的上肢屈肌、下肢伸肌痉挛，或骨折患者的跟腱挛缩、关节粘连和继发性骨质疏松等。同时，良肢位也是预防肺部感染、失用性肌萎缩等并发症的重要手段。

良肢位注意事项：定时翻身，任何一种体位均不可超过 2 小时，防止褥疮形成；注意床上卫生安全，定期清洗床单被套；良肢位摆放一定要避免肢体挤压，让患者处于舒适、安全的体位；给患者翻身或转移时动作要轻柔，切勿过度拉扯患者和使用蛮力，防止造成二次伤害；排痰体位或关节保护体位应该成为日程护理的常规，预防并发症的发生。

（四）转移性伤害

转移性伤害是康复治疗中常见的并发症之一，必须要专门训练医务人员和陪伴家属相关转移技能。转移技能是指人体从一种姿势转移到另一种姿势的过程，主要包括床上转移、卧坐转移和坐站转移、床椅转移、站立平衡、行走平衡等。床上转移主要包括床面翻身、床上撑起运动、床上横向运动、床上坐位向前后移动等。

长期卧床患者，均需要完成转移。通过早期护理，使患者最终能够独立地完成各项日常生活活动，从而提高其生存质量。如果不按照正规转移要求完成体位的改变，很可能导致转移性伤害。

（五）再生医学与再造医学

当组织遭受损害后，其所表现出的修复能力、使组织迅速恢复功能甚至发展出更强竞争模式的能力或素质，就是组织再生能力。组织再生能力是低等生物为了生存而进化出来的本能，发育级别越低，其再生能力越强，比如许多无脊椎动物，如水螅、涡虫等，都拥有贯穿整个生命周期的再生能力，它们不仅能在受伤时再生出尾巴和四肢，甚至还能生出心脏、大脑和视网膜等。而高等生物的再生能力则相形见绌，比如哺乳动物，只在发育最早期拥有再生能力，成年后这种再生能力只会在几个例外的组织的部分细胞中保持，比如肝脏。人身上的组织、器官，几乎都不可能再生。面对肢体受伤、组织病变等情况，医学只能眼睁睁任由其发展，最多减轻其继发性损害。如果这种不可挽回的损失影响人体生存，通常情况下只能被动地等待他人的捐献，并且需要终身服用免疫抑制药物。如果受损的部位在神经组织，那现代医学就束手无策，只能通过持续的康复治疗让临近的未损伤神经组织代偿已经损伤的神经组织。

研究发现，决定组织再生能力的关键是干细胞。干细胞是一类拥有无限自我更新能力以及多分化潜能的未分化细胞，在适宜的环境、适宜的信号下，可以分化为各种不同类型的成熟细胞，继而形成肌肉组织、结缔组织、神经组织和上皮组织等。研究组织再生的学科被称为再生科学（Regenerative Medicine），研究组织再生的医学被称为再生医学。在临床上没有规范的严格限制，将再生医学的概念无限扩展，只要是对人体损伤后修复有利的医学行为均可以称为再生医学。

在康复医学中，组织修复和功能修复是两个不同的概念。组织修复后也可能不能恢复功能，而很多功能不需要组织修复，可通过代偿、补偿等方式获得。并发症大多是人体组织损伤后的功能丧失，部分可以通过组织修复后自然获得，但是更多的则需要通过专业的康复干预再次获得功能。这种包括功能恢复的医学，我们称为再造医学（Rebuilding Medicine），或者称为重建医学。

目前研究发现，脑及脊髓内的中枢神经细胞破坏后不能再生，损伤部位由神经胶质细胞及其纤维修补，形成胶质瘢痕，导致丧失的功能也无法再获得，只有让周围的未损伤中枢神经组织代偿已经损伤的中枢神经组织。这种功能代偿不是自然形成的，需要通过专业的康复医学干预才能获得。

临床上，很多并发症都可以通过组织修复后配合持续的康复干预，达到改善或治愈的目的，如失用性肌萎缩、跟腱挛缩、关节粘连、继发性骨质疏松等。

三、表单解读

（一）卧床并发症管理

1. 褥疮预防：参见第七章"三、表单解读"的相关内容。

2. 肺部感染管理：肺部感染指包括终末气道、肺泡腔及肺间质在内的肺实质炎症，以细菌感染最为常见，还可由理化、免疫及药物因素引起。感染可导致呼吸困难、喘息或气急、体温变化、咳嗽、痰量增多和痰液性状改变。特别对气管切开或气管插管患者，以及误吸、肺水肿、肺不张、休克、手术麻醉、创面侵袭性感染、化脓性血栓性静脉炎的患者，肺部感染很常见。为明确感染细菌，应定期做气道内分泌物培养，最好做支气管肺泡灌洗液培养，以防止污染。胸部 X线检查和 CT 扫描可以帮助肺部感染确诊。

3. 尿路管理：参见第七章"三、表单解读"的相关内容。

4. 口腔护理：参见第七章"三、表单解读"的相关内容。

5. 尿路结石预防：参见第七章"三、表单解读"的相关内容。

6. 深静脉血栓管理：参见第七章"三、表单解读"的相关内容。

7. 肺部栓塞预防：肺部栓塞包括动静脉血栓、组织栓塞、气体栓塞、异物栓塞等。肺部动静脉血栓是由血管中血液黏稠度过高引起的堵塞，形成的主要原因是血流动力学改变、血液成分改变和血管壁损伤等。严重的肺部栓塞可能危及生命，必须尽可能早预防、早发现、早处置。

8. 水肿管理：水肿是指人体组织间隙有过多的液体积聚使组织肿胀，如胸腹腔、腹膜腔、鞘膜腔或者关节腔出现了积液。肢体水肿是康复患者常出现的并发症之一。水肿可分为全身性水肿与局部性水肿。一般情况下，水肿这一术语，不包括内脏器官局部的水肿，如脑水肿、肺水肿等。全身性水肿包括心源性水肿、肾源性水肿、肝源性水肿、营养不良性水肿、内分泌性水肿、功能性水肿、妊娠性水肿等。局部性水肿包括过敏性水肿、阻塞性水肿、炎性水肿、创伤性水肿等。出现水肿后，要及时诊断清楚病因，然后针对病因治疗。

9. 直肠管理：参见第七章"三、表单解读"的相关内容。

10. 膀胱管理：参见第七章"三、表单解读"的相关内容。

11. 消化道出血：消化道出血是康复临床常见的卧床患者并发症之一。上消化道出血是指食管、胃、十二指肠、上段空肠以及胰管和胆管的出血，而屈氏韧带以下的肠道出血称为下消化道出血。消化道出血可因消化道本身的炎症、机械性损伤、血管病变、肿瘤等因素引起，也可因邻近器官的病变和全身性疾病累及消化道所致。粪隐血（便潜血）、CT、MRI、CT仿真小肠、结肠造影等可以帮助诊断。发现问题后，在尽可能维持血容量的状态下，及时止血，处理原发性疾病。

12. 胃肠管理：参见第七章"三、表单解读"的相关内容。

13. 气管切开：对呼吸困难、呼吸衰竭、急性喉头水肿、气道灼伤、昏迷不能保证自主呼吸上呼吸机的患者，一般采用气管切开以保证患者的生命维持。气管切开虽然步骤简单，却因为患者术后可能的并发症，让患者病情加重的风险升高。故早期关注气管切开患者伤口状态、肺部情况，正规护理和治疗可以预防气管切开并发症的出现或加重。

（二）直接并发症管理

1. 神经性疼痛管理：神经性疼痛由中枢神经系统或者外周神经系统的损伤引起，是一种以经常剧烈疼痛以及刀割样、火烧样、电击样疼痛为特征的病症。神经性疼痛在医学上多属于神经性疾病的并发症，如脑卒中或受损脊神经分布区域的疼痛。其发病机制尚不清楚。疼痛目前已作为第五生命体征被监测，被医务人员高度重视。疼痛不仅给患者带来躯体和精神上的影响，还可能对中枢神经系统、循环系统、呼吸系统、内分泌系统、消化系统和自主神经系统产生不良影响和导致病理改变，甚至严重影响患者的正常生活。治疗疼痛可以采用药物、运动疗法、心理疗法等。

2. 继发性癫痫管理：癫痫是慢性反复发作性短暂脑功能失调综合征，以脑神经元异常放电引起反复痫性发作为特征。继发性癫痫是脑神经损伤后常见疾病之一，患病率仅次于脑卒中。根据临床发作类型，癫痫可分为全身强直阵挛发作、失神发作、单纯部分性发作、复杂部分性发作、植物神经性发作、无明确病因等类型。针对继发性癫痫，要早发现、及时干预，可以采用药物治疗等。

3. 过敏反应管理：过敏反应是指已产生免疫的机体在再次接受相同抗原刺激时所发生的组织损伤或功能紊乱，发作迅速、反应强烈、消退较快。过敏反应是一个复杂和抽象的过程，应预防重于治疗。应该从注意生活起居、饮食调理得当和适当的体育锻炼做起。

4 肢体抖动管理：抖动是不自主运动的一种表现，原因相对比较复杂，可能是癫痫发作、低血糖反应、发烧寒战、甲亢引起的肢体颤动、肝脏疾病、中毒、兴奋类药物，或者精神因素引起的癔症等。临床上，需要根据患者的情况分析并安排治疗。

5. 神经营养不良管理：神经营养不良在临床上可以有多种表现，如肌肉无力、萎缩以及关节畸形等。患者可通摄入相关药物和食物营养神经，常见方法包括摄入维生素、各种神经生长因子，改善血液微循环，补充脑细胞的卵磷脂和亚油酸等。但是，现有的科学研究并未对神经营养得出一个可靠的结论，其疗效不是十分确切。

6. 营养管理：参见第七章"三、表单解读"的相关内容。

7. 吞咽管理：参见第七章"三、表单解读"的相关内容。

（三）失用并发症管理

1. 失用性肌萎缩管理：肌萎缩是肌肉纤维变细甚至消失等导致的肌肉体积缩小、横纹肌营养障碍。肌萎缩可以分为肌源性肌萎缩和神经源性肌萎缩，也可以分为原发性肌萎缩和继发性肌萎缩。继发性肌萎缩多见于腰椎间盘突出、颈椎病、外伤或长期缺乏运动、长期卧床的患者。临床上可以通过康复干预，增强肌肉运动，改善肌力。

2. 跟腱挛缩预防：参见第七章"三、表单解读"的相关内容。

3. 痉挛管理：痉挛是指肌肉突然出现的非随意挛缩，会令患者突感剧痛，肌肉动作不协调，不自主地抽搐。痉挛俗称"抽筋"，可能是寒冷刺激、肌肉收缩过快、体液和电解质大量丢失、过度疲劳、缺钙、上运动神经元损伤等造成的。要发现病因，对症处置。

4. 肌张力高管理：肌张力是维持身体各种姿势以及正常运动的肌力，可表现为多种形式，如静止性肌张力、姿势性肌张力、运动性肌张力等。肌张力高表现为运动颤抖、抽搐、痉挛、手足徐动、下肢强直、内收交叉剪刀步态等。康复临床上，一般常见的肌张力高是由中枢神经系统异常所致，如脑卒中、脑外伤、颅内感染、颅内肿瘤/结核、缺血缺氧性脑病等。

5. 关节粘连预防：参见第七章"三、表单解读"的相关内容。

6. 继发性骨质疏松管理：骨质疏松是一种系统性骨病，其特征是骨量下降和骨的微细结构破坏，表现为骨的脆性增加，因而骨折的危险性大为增加，即使是轻微的创伤或无外伤的情况下也容易发生骨折。继发性骨质疏松多见于长期缺乏运动、长期卧床的患者，也可能是长期使用激素类药物、抗惊厥药物、中枢镇静药物的患者。疼痛、无力、压缩性骨折和呼吸功能下降是继发性骨质疏松的临床表现。对继发性骨质疏松患者，要做系统、正规的治疗。

（四）误用并发症

1. 异位骨化管理：异位骨化不同于骨发育中形成的骨岛，是一种病理现象，是指在软组织出现成骨细胞，表现出具有正常骨结构的骨组织，形成骨皮质、骨小梁和骨松质样的组织结构。周围软组织水肿、增生、肌肉坏死和骨质疏松是异位骨化的继发性并发症。应采取适当干预措施。

2. 异位钙化管理：在关节或其他软组织结构内或周围出现矿物化或石灰样沉积，没有表现骨组织结构特征，如跟腱钙化、肩袖钙化、后纵韧带钙化等。早期局部有明显肿痛、关节活动受限，晚期由于局部钙元素沉积，导致周围软组织粘连，表现明显的关节活动受限。其发病机制不清楚，其产生可能与损伤早期过度活动肢体有关。一旦发生异位钙化，原则上应避免早期对受累局部过度牵拉，适当采用康复干预措施等。

3. 骨化性肌炎管理：肌肉组织由于损伤或者出血，导致组织机化，形成硬结和挛缩。骨化性肌炎未必在关节周围，而是比较集中在肌肉内。应采取适当干预措施。

4. 继发性骨折：骨折是指骨头或骨头的结构完全或部分断裂。骨折通常分为闭合性骨折和开放性骨折两大类。闭合性骨折指皮肤软组织相对完整，骨折端尚未和外界连通；开放性骨折则是指骨折处有伤口，骨折端已与外界连通。一旦怀疑有骨折，应尽量减少患处的活动，经及时恰当处理，多数患者能恢复原来的功能，少数患者可留有不同程度的后遗症。

5. 继发性肩痛管理：肩痛是指肩关节及其周围的肌肉等软组织疼痛。肩后部疼痛往往累及胛背，称为肩背痛；肩痛影响上臂甚至肘手部位，称为肩臂痛。继发性肩痛往往继发于风湿性关节炎、肩胛肌劳损、颈椎病、脑卒中、脑外伤和其他疾病等。应采取适当干预措施。

（五）情感并发症管理

1. 睡眠管理：参见第七章"三、表单解读"的相关内容。

2. 漠然状态管理：漠然是指不关心、不在意，临床上属于情绪管理的范畴。当患者出现漠然状态时，可以采用适当的心理干预、行为疗法或药物治疗。及时的心理评估，对有可能出现心理障碍的患者早发现、早诊断、早干预，有利于康复流程的顺利实施。

3. 焦虑管理：焦虑常伴有植物神经症状和运动性紧张。临床上，患者可以明显表现病理性焦虑状态，如对日常琐事过度和持久的不安、担心和痛苦表情，可同时伴有失眠、多梦、注意力集中困难、工作效率下降、易激惹、烦躁不安、手心出汗、恶心、心慌、心率加快、口干、咽部不适、异物感、腹泻、多汗、尿频、尿急、勃起不能、性欲冷淡、耳鸣、视物模糊、周身不适、刺痛感、头晕、胸闷、胸部压迫感、窒息感等。一般经过心理康复治疗可以缓解，必要时可以请精神专科医师调整用药。

4. 抑郁管理：抑郁也是康复治疗过程中一种常见的心理负性情绪，表现为情绪低落、思维迟缓、意志减退、好发脾气、记性不好、闷闷不乐、注意力不集中、兴趣减退或丧失、生活懒散，伴有饮食减退或暴饮暴食、睡眠减少，以及言语动作减少等。抑郁会严重降低患者参与康复治疗的主动性，影响康复疗效。一般经过心理康复治疗可以缓解，必要时可以请精神专科医师调整用药。

5. 谵妄管理：参见第七章"三、表单解读"的相关内容。

第十二章　康复临床风险管理表单

一、表单内容

康复临床风险管理表单见表12－1。

表12－1　康复临床风险管理表单

分类	项目	内容	是否
分类识别	发病诱因	先天性：遗传和非遗传；后天性：微生物、积累性、突发、量变/质变	□是，□否
	危险因素	不可控因素：出生地、生活地、气候、年龄、性别、种族、家庭、环境 可控因素：高血压、高血脂、高血糖、吸烟、酗酒、生活规律、饮食等	□是，□否
	原发/伴随	"三高"病、脏器病、骨关节炎、骨质疏松、龋齿、颈椎病、后交通动脉异常等	□是，□否
	并发/继发	卧床综合征、失用综合征、误用综合征、滥用综合征	□是，□否
	专科查体	视、触、动、量四诊技术	□是，□否
	康复评估	运动、感觉、言语、吞咽、疼痛、认知、睡眠等功能	□是，□否
	干预技术	支持、对症、辅助、预防、诊断、安慰治疗等	□是，□否
	医疗沟通	医患沟通和医务人员间沟通	□是，□否
	陪护照顾	家人、保姆或外请劳务人员等	□是，□否
	医疗文书	记录疾病的发生、发展、转归，进行检查、诊断、治疗等医疗活动	□是，□否
	其他风险	社会力、职业风险、行政风险、会诊风险等	□是，□否

分类	项目	内容	是否
风险防范	预防干预	预防是防范风险最好的方法	□是，□否
	医疗风险基金	公司性医疗保险基金、医疗救助基金、医疗捐助基金、民间众筹、网络捐款等	□是，□否
	防御性医疗	大范围筛查、回避风险	□是，□否
	效果风险比	药物疗效与副作用权衡、治疗疗效与风险权衡	□是，□否
	预案演练	快速分配个人角色	□是，□否
	个人素质	学历学位、行医资格、名声宣传、口碑声誉、从业经验、良好关系等	□是，□否
纠纷处置	热处置	积极应对	□是，□否
	冷处置	更多的时间进行思考、沟通、交流和论证	□是，□否
	定性处置	快速进行性质判定	□是，□否
	定量处置	划分权责的分配比例	□是，□否
纠纷干预	病历信息	有利、有理、有礼、有力、有节、优力、优立、优利、游离、友利等	□是，□否
纠纷处置流程	处置流程	收集证据、和解、调解和诉讼	□是，□否
医疗质量持续改进	持续改进	应对机制、管理体系、RCA 与 PDCA	□是，□否

注：仅供参考，按照临床需求修改。

二、表单说明

（一）相关定义

医疗风险尚无统一的准确定义，一般说来，医疗风险是指存在于整个医疗服务过程中，可能会导致损害或伤残事件的不确定风险，以及可能发生的一切不安全事情的总称。医疗风险虽然存在，但不一定会造成不良后果。医疗风险包括责任风险、技术风险、设施风险、环境风险、系统管理风险和医疗意外等。

医疗意外是指非医患双方的原因而产生的不可防范的意外事件，包括疾病的并发症。

不良事件是指由医疗导致的伤害，与疾病的自然转归相反，延长了住院时间，导致残疾的一切事件，包括可预防和不可预防的不良事件。

医疗差错是指在诊疗护理过程中，医务人员确有过失，但经及时纠正，未给患者造成严重后果或未造成任何后果的医疗纠纷。医疗差错给患者造成一定的痛苦，延长了治疗时间或增加了不必要的经济负担，但后果较事故轻。按不良后果的程度，医疗差错分为严重医疗差错和一般医疗差错。

医疗事故是指医疗机构及其医务人员在医疗活动中发生具有违法性和危害性的过失。违法性和危害性是指违反医疗卫生管理法律、行政法规、部门规章和诊疗护理规范、常规，过失造成患者人身损害。医疗事故也指在接诊运输、登记检查、护理诊疗等活动程序中未达到应有的措施和治疗水平或措施不当、治疗态度消极、延误时机、告知错误、误诊漏诊、弄虚作假、错误干预等，以致患者智力、身体发生了不应有的损害或延误了治疗时机造成病情加重或死亡。定性医疗事故有两个关键点：有违法性主管行为和危害性的严重后果，而且危害行为和危害结果之间必须有直接的因果关系，否则不能认定为医疗事故。医疗事故是特定的职业事故。医疗事故与医疗差错的特征基本相同，两者唯一的不同是损害后果程度上的差异。

医疗纠纷是指发生在医疗服务、医疗诊断、医疗保健、医疗美容、病历书写等方面，具有合法资质的医疗企事业法人或机构与患者之间，由医疗行为导致的纠纷。医疗纠纷不是单指医师自身，而是指医疗机构与患方（患者或者患者近亲属）之间产生的因对治疗方案与治疗结果有不同的认知而导致的纠纷等。广义的医疗纠纷包括医患双方发生的民事纠纷（民事赔偿等）、行政纠纷（行政处罚等）、刑事纠纷（医疗事故罪等）。医疗纠纷可能是由医疗差错（医疗过错、医疗过失）和医疗事故引起的，也可能医方在医疗活动中并没有任何疏忽和失误，仅仅由患者单方面的不满意引起。这类纠纷可以是由患者缺乏基本的医学知识，对正确的医疗处理、疾病的自然转归和难以避免的并发症以及医疗中的意外事故不理解而引起的，也可以是由患者毫无道理的责难引起的。

医患关系紧张和医疗纠纷时有发生，很重要的一个原因是部分医务人员的风险识别能力差，法律知识欠缺，重视程度不够，不能规避风险。为此，要加强医务人员的风险管理意识，使其主动甄别临床风险、识别风险、规避风险，强化医务人员的风险观念，提升医务人员的行医安全性。

（二）产生医疗风险的原因

1. 医疗宣传缺位：过分强调医疗疗效，而不能客观认识医疗的局限性和副作用。

2. 患者期待值高：患者对医疗服务的要求日益提高，自我保护意识逐步增强，对医疗行为期望值过高。

3. 医务人员法律常识少：医务人员不怎么懂法律问题，法治社会中的医疗行为必须要合法合规，需要医务人员主动、认真、细致地研究医疗法律。

4. 医务人员趋利心太强：现有的医疗体制下，医务人员和医疗机构需要自负盈亏，按照多劳多得的原则获得收益。有的医务人员为了高额收入过度医疗，让患者对医疗行为产生不信任感，从而质疑整个医疗活动。

5. 健康需求高：个体对健康的需求无止境，合并低廉的医疗政府定价机制，使医疗需求过度释放，导致医疗资源稀缺紧张，从而为竞争性风险的产生提供了条件。

6. 公益性认识不足：社会和政府强化医疗服务公益性认知，导致群众对医疗服务预期偏差，对医疗成本和价格没有清晰的认知，社会卫生保障制度和卫生医疗保险逐渐完善的过程中，卫生医疗费用的支付矛盾，可导致医疗纠纷时有发生。

（三）不良事件分类

不良事件（Adverse Event，AE）是指患者在医疗机构中，医疗活动以及医院运行期间任何可能影响诊疗结果、增加其痛苦和负担并可能引发医疗纠纷或医疗事故，以及影响医疗工作的正常运行和医务人员人身安全的因素和事件。不良事件包括可预防和不可预防的不良事件。不可预防的不良事件指正确的医疗行为造成的不可预防的损伤，可预防的不良事件指医疗中由未能防范的差错或设备故障造成的损伤。不良事件分为药品不良事件、医疗器械不良事件、护理不良事件、其他原因不良事件四类。

卫生部（现更名为国家卫生健康委员会）将医疗不良事件按照损害程度分为四类：一是警告事件，是指患者非预期死亡，或是非疾病自然进展过程中造成永久性功能丧失。二是不良后果事件，指在医疗过程中因诊疗活动而非疾病本身造成的患者机体与功能损害。三是未造成后果的事件，虽然发生过错事实，但未给患者机体与功能造成任何损害，或有轻微后果而不需任何处理可完全康复。四是隐患事件，由于及时发现错误，未形成过错事实。

结合我国当前医院的实际情况，也可以按照医疗行为有无过错事实、是否产生后果将不良事件分为四级：1级，有过错事实并且造成后果，两者有因果关系，在不良事件中级别最高。2级，无过错事实但造成后果，如不可避免的医疗并发症和疾病的自然转归等。3级，有过错事实但未造成后果，不需任何处理可完全康复。4级，无过错事实也未造成后果，未形成医疗行为的过错事实，其级别最低。

按照不良事件的发生途径，可以分类如下。

1类，不良治疗：给药错误、输血错误、医疗感染暴发、手术身份部位识别错误、体内遗留手术器械、输液输血反应。

2类，意外事件：跌倒、坠床、走失、烫伤、烧伤、自残、自杀、火灾、失窃、咬破体温表、约束不良。

3类，医患沟通事件：医患争吵、身体攻击、打架、暴力行为等。

4类，饮食、皮肤护理不良事件：误吸/窒息、咽入异物、院内褥疮、医源性皮肤损伤。

5类，不良辅助诊查、患者转运事件：身份识别错误、标本丢失、检查或运送中/后病情突变或出现意外。

6类，管道护理不良事件：管道滑脱、患者自拔。

（四）不良事件报告制度

不良事件报告流程很大程度上影响报告的及时性和质量。报告程序的设计应本着简单、方便的原则，防止因流程复杂而影响不良事件的报告。不良事件上报时限：警告事件立即口头上报，6小时内上传电子版上报单；一般不良事件24小时内上传电子版上报单；科室分析讨论定性后一周内上传"不良事件改进记录表"。不良事件客观地上报，其特点在于对事不对人，是一种免罚免责的报告方式，不追究具体的责任。不良事件上报可以提供大量的细节信息，包括事件是如何发生的，导致了怎样的灾难性后果，如何发生变化，可以吸取哪些教训等。不良事件报告系统的网络化，使医务人员可以及时汇报不良事件的发生情况，密切关注不良事件甚至潜在不良事件的发生，从而能够有效地预防和管理不良事件。

（五）病历记录的重要性

病历是医务人员临床实践的原始记录，是诊断和治疗疾病的基础资料和依据，对疾病的诊断和治疗起主要的指导作用，使医务人员更好地服务于患者，是临床医学论文研究资料的主要依据与来源，也是医院质量管理的主要载体，还是出现医疗纠纷后主要的法庭参考依据。

按照相关规范，医疗机构病历保存期限，门诊病历一般保存15年，住院病历保存30年。病历包括客观性病历资料和主观性病历资料两大类。患方可以要求复印客观性病历资料，医疗机构有复制病历的义务，其内容包括：①门诊病历；②住院病程日志；③体温单；④医嘱单；⑤化验单（检验报告）；⑥医学影像检查资料；⑦特殊检查同意书、手术同意书；⑧手术及麻醉记录单；⑨病理资料；⑩护理记录。患方不能要求复印主观性病历资料，但可以要求封存，供纠纷处置中法庭调阅参考，包括：①死亡病例讨论记录；②疑难病例讨论记录；③上级医师查房记录；④会诊意见；⑤病程记录。

（六）健康需求与卫生经济学

卫生经济学（Health Economics）是运用经济学的理论和方法，研究健康领域经济现象和规律的一门学科。卫生经济学关注在卫生资源供给的前提下，供需双方的经济行为，以及回答卫生服务领域生产什么、如何生产和为谁生产等基本问题。卫生经济学有两个范畴：健康经济学和卫生保健经济学。健康是指身体上、精神上和社会能力上的完好状态。健康需求（Demand for Health）是指人们在实现效用最大化过程中对身体、精神和社会能力完美状态的需求。个体对健康的完美需求包括自我能够达到人均正常的平均水平，同时又奢求超越平均水平，故个体对身体的完美追求是无穷尽的。临床上，患者及家属对医疗服务的需求也是无穷的，而对此种需求最重要的限制因素就是医疗卫生服务价格。

格罗斯曼提出健康需求理论模型（Grossman 模型，1972），认为个体在不断地构建一个以身体健康为需求的商品，健康是消费品也是投资品，并认为健康可以被看作一项耐用的资本存量，健康时间可以产生效用。他认为一个人先天拥有一定的初始健康资本存量，并且随着年龄增长而折旧，我们可以通过投资使其增值。在这一模型下，健康的预期价格随着包括医疗价格在内的许多因素改变而变动，不仅可以被动地消费卫生服务以改善健康状态，而且可以通过运用自己的时间和其他要素来主动地提高健康水平；更多地投资健康可以获得更长的寿命。按照收入效应观点，卫生服务价格决定了对医疗的健康需求，由于卫生服务是正常商品，卫生服务价格下降会增加卫生服务需求，对医疗的健康需求也会增加。在我国，由于采用对医疗行为政府定价机制，保持了较低的服务价格，所以公立医院特别是知名公立医院出现大量的健康需求。这种需求与供给的矛盾导致部分医疗纠纷。

（七）效果风险比

效果风险比也可称为收益风险比，是衡量收益和风险的指标。它是资产管理中一个常见的概念，也是评估一个个体或一个机构风险控制水平的重要指标。在医学上，效果风险比可以用来评估一次治疗干预是否值得尝试，也可以用来评估一种药物是否值得使用。计算公式：效果风险比＝可能收益/可能损失。公式的实际意义是需要同时考虑收益和风险。在医疗实践中为了达到较好的疗效，需要进行医疗干预，风险无处不在，部分风险是不可避免的，重点是我们要做到有益大于有害，而不是反过来。举个例子：采用超短波治疗，超短波是高频电治疗，对正常组织和损伤组织都有能量转换作用，对正常组织反复刺激可能导致微创伤，但是只要掌握好间隔和组织修复时间，就可以达到治疗病损部位而不伤害或轻微伤害正常组织的目的。对临床用药也需要评估收益风险比，正性治疗作用大于副作用就可以使用；反之，则需要终止治疗。考虑收益和风险时，应该追求小投入高回报，即低副作用高疗效，也可以按照"一赚抵三赔"的原则，小剂量多次给药或康复治疗，分散风险，积累疗效。当然效果收益不仅仅是患者的疗效收益，还包括单位和医务人员的经济收益、声誉收益和关系收益等。

（八）边际收益递减

边际收益递减（Decreasing Marginal Output，DMO）是指随着边际投入的增加，单位投入所带来的每单位收益越来越小，最终出现负增长。边际收益递减反映了生产要素与收益之间的反向关系，整个投入收益应为倾斜"S"形曲线。无限制进行健康投资是不理性的，资源稀缺性及排他性也限制了健康投资的数量。健康需求的无限性，会导致卫生资源供给的持续紧张。在康复临床上，随着疗效的出现，大多数康复治疗会出现先缓慢爬升（量变积累期）、爆发式增长（质变增长期）、平缓维持（平台期）三个阶段。在度过质变增长期进入平台期后，再投入更多的医疗资源，患者的康复疗效也不会出现明显增长，甚至由于组织退化等因素出现功能衰退。

在人文关怀、支付能力、个人愿望、个体价值和社会关系等因素作用下，如何在卫生资源供给紧张的情况下，让每一位患者都能达到投入收益最佳比例，或收益投入最合理比例，或收益达到最大值等，是临床的难点和管理的难点，需要根据个体情况由康复医师进行细致的顶层设计。同样，矛盾的存在就是医疗风险点，可能导致医疗纠纷的发生。

三、表单解读

（一）分类识别

1. 发病诱因：指引发疾病的直接原因。发病诱因在疾病的诊治过程中如果不能很好地诊断和控制，可能导致患者风险增加，延误治疗，影响治疗效果等。特别是多种发病诱因存在时，可能由量变到质变，在单一诱因导致免疫力低下时，诱发多种疾病，导致积累性爆发、多病因变化、疗效不佳或病情反复等。

疾病有上万种，发病的原因也有上万种，所以发病诱因是十分复杂的，大致可以分为先天性发病诱因和后天性发病诱因两种。先天性发病诱因是指出生就带有的因素，包括遗传性因素和非遗传因素两种。遗传因素由基因异常引发，非遗传性因素是指怀孕期间感染、营养缺乏或受物理化学因素伤害。

后天性发病诱因有以下几种。

（1）感染性：病原微生物侵入人体引发的疾病，包括病毒、细菌、霉菌、放线菌、衣原体、支原体、立克氏体、螺旋体、寄生虫九大类。

（2）血管性：血管阻塞引发脑梗死、血管破裂引发脑出血和蛛网膜下腔出血、脑血管发炎引发脑动脉炎、双下肢血管闭塞引发闭塞性脉管炎等。

（3）免疫性：由自身免疫功能紊乱引发，如系统性红斑狼疮、类风湿关节炎、干燥综合征、多发性硬化、格林-巴利综合征等。

（4）外伤性：脑外伤、外伤性骨折、外伤肝胆破裂等。

（5）肿瘤：分为良性和恶性两类，良性的如脂肪瘤、纤维瘤、子宫肌瘤，恶性的如肝癌、胃癌、胰腺癌、白血病、恶性淋巴瘤、骨肉瘤等。

（6）代谢性：由自身代谢障碍诱发，如糖尿病、甲状腺功能亢进或减退、甲状旁腺功能亢进或减退、肾上腺功能亢进或减退、席汉病。

（7）营养性：由营养供给不足或者吸收不良、营养利用障碍引起，如缺铁性贫血、维生素缺乏引发的巨细胞贫血、地中海贫血、由维生素缺乏引发的脚气病、缺乏维生素引发的夜盲症等。

（8）变性性：主要发生在中枢神经系统，表现为神经元不明原因出现代谢障碍，进行性加重，细胞内结构逐渐消失、萎缩直至死亡，如帕金森病、多系统萎缩、运动神经元病，部分病例与遗传有关，如遗传性脊髓小脑共济失调。

（9）中毒性：有机磷中毒、铅中毒、汞中毒、氟中毒、氧中毒、一氧化碳中毒、食物中毒等。

（10）物理性：烧伤、烫伤、激光伤、放射病。

（11）化学性：与中毒性有部分重叠，但也有其特点，如酸烧伤、碱烧伤、磷烧伤，酚类、醛类、酰胺类、羟类都可引发烧伤。

2. 危险因素：增加疾病或死亡发生的可能性的因素，疾病的发生与该因素有一定的因果关系。如果在康复过程中不能很好地控制危险因素，会诱发多种疾病，导致积累性爆发、多病因变化、疗效不佳或病情反复等。危险因素虽然不是直接诱发因素，但是消除该因素时，疾病的发生率也随之下降。危险因素大多具有非特异性、多变性和不确定性等特点，由于它们不如病原体和传染病那样有明确的因果联系，因而认为间接诱发疾病。不可控危险因素指不能被医务人员改变的因素，如患者的籍贯、出生地、长期生活地、年龄、性别、种族、家庭、生长环境等。可控危险因素指通过生活习惯干预、医疗干预和预防医学宣传等，可以显著减少的危险因素，包括高血压、高血脂、高血糖、吸烟、酗酒等。

3. 原发/伴随：指原发性疾病和伴随疾病，同样要在康复过程中高度重视。

原发性疾病大多指病因不明的疾病，首先出现在器官或组织中，引起的其他病理变化称为继发性疾病或并发症。原发性疾病发病初期建议及时去医院就诊，完善检查，积极配合治疗，以利于恢复。平时饮食营养均衡，注意休息，适度进行体能锻炼，有助于身体健康。康复过程中既要治疗主诉疾病，又要治疗原发性疾病，才能达到好的效果。如治疗脑卒中的过程中，要干预原发性高血压才能达到好的效果。

伴随疾病是指非直接与主诉症状相关，但由患者年龄大、内在微环境改变、生活方式改变及药物不良反应等多因素导致的，患者入院既有的疾病。伴随疾病也需要记录在病历的现病史中。如脑卒中患者入院既有的慢性阻塞性肺气肿、骨关节退行性疾病、长期睡眠阻碍、风湿性关节炎等。伴随疾病中有内脏器官质性损害者，预后相对比单纯情况要差。

4. 并发/继发：指继发性疾病和并发症。如褥疮感染可以继发于长期卧床患者，这类疾病一定要积极治疗原发性疾病，从而改善继发病的症状。

并发症是一个有争议的医学概念，首先可指一种疾病在发展过程中引起另一种疾病或症状，后者即为前者的并发症，其间有明确的因果关系；也可指一种疾病在治疗过程中合并发生了另一种或几种疾病，其间没有明确的因果关系。如脑卒中患者生病后长期卧床导致的尿路感染、褥疮感染、肺部感染和脑损伤导致的继发性癫痫可以说是脑卒中后卧床患者的并发症，有直接因果关系。

而脑卒中后长期卧床患者由于体质原因或家属护理不当出现的关节挛缩、营养不良、关节强直、心肺功能减退和情感障碍等，虽然与脑卒中无直接相关性，但有先后发生的时间因果关系，我们也可认为是脑卒中的并发症。并发症从疾病的发生规律上看，前后疾病之间不具有必然的因果关系，只具有偶然的因果关系，后种疾病的出现属突发性的。同时，并发症的出现非因医务人员的过失所致。临床上，继发性疾病和并发症有时不宜截然区分，但在康复治疗过程中均要积极干预。

5. 专科查体：查体一般可以分为常规查体、系统查体和专科查体等。前两种在执业医师考试中是必考项目，大家都比较熟悉，而专科查体则有其特殊性，不易被年轻医师掌握。在康复医学中，除了系统查体的视、触、叩、听四诊外，强调视、触、动、量四诊技术的熟练掌握。如果查体中不能全面发现患者的阳性体征，可导致后续治疗缺位、延误病情和疗效不佳等。

6. 康复评估：尽量用客观的、可量化的方法，评定残疾者功能障碍的种类、性质、部位、范围、严重程度和预后的方法。不能准确地进行功能障碍评定，会导致康复计划的失败或延误。康复评估是康复医师必须掌握的基本功，临床康复评估主要包括电生理评定、神经反射发育评定、婴幼儿运动发育评定、社会评定、人体姿势评定、运动评定、身体结构评定、精神功能评定、意识功能评定、认知功能评定、睡眠功能评定、言语和语言功能评定、心肺功能评定、摄食吞咽功能评定、排便排尿功能评定、日常生活活动能力评定、就业能力评定、环境评定、无障碍环境评定和生存质量评定等。

7. 干预技术：康复治疗技术发展非常迅捷，不仅包括经典的运动治疗、物理因子治疗、作业治疗、传统手法治疗、言语治疗、假肢矫形器应用等康复基本治疗技术，而且发展出高压氧治疗、经颅磁治疗、富血小板治疗、肌肉松弛椎管或肌肉药物注射技术和便携泵技术、富氧血液灌注、二氧化碳激光治疗、血管内激光照射、全息治疗、远程康复、人工智能、虚拟现实、脑机接口、肌腱延展、芯片植入和机器人技术等。各种干预技术有其自身的优势和局限性，必须充分熟悉适应证、禁忌证、不良反应发生率等，才能降低干预技术所导致的风险。

8. 医疗沟通：医患沟通和医务人员间的沟通。医患沟通是医患双方围绕患者的健康问题及诊断治疗进行的信息交流。医患沟通是形成良好医患关系的关键。医患沟通所交流的信息包括疾病信息、诊治内容、患者心理、社会支持力等。医患沟通中医务人员如能和患者沟通非常融洽，不但可为治疗疾病提供信息，促进疾病好转，提高疾病的治愈率，还能给后期预防疾病再次发生提供帮助。据报道，医疗纠纷大部分是医患沟通不到位所致。医务人员间的沟通同样重要，如急救中口头医嘱因为口音问题导致差错发生。故在临床上，按照执行医嘱

"三查七对"等要求实施救治显得异常重要。

9. 陪护照顾：为患者提供最久、最周到服务的一定是陪护者或照顾者。陪护者可以是具有一定医学知识的专业医疗陪护人员，也可以是患者自己的家人、保姆或外请劳务人员。对陪护者的康复专业培训在康复过程中尤为重要，不同的疾病照护的重点和频率是完全不同的。在陪护过程中，如何防范继发性损伤、如何降低并发症发生的风险和如何提高患者自主生活能力是重点。

10. 医疗文书：病历包括客观病历和主观病历，规范、细致、合法、合规的病历记录是预防医疗风险的关键。

11. 其他风险：社会关系和法规、患者职业类型、行政干预、多科合作和会诊流程等，均可能导致医疗风险的出现，必须全面关注。

（二）风险防范

1. 预防干预：预防是指预先做好事物发展过程中可能出现偏离主观预期轨道或客观普遍规律的应对措施。预防是防范风险最好的方法，将所有可能出现医疗风险的环节进行确认、分析、改进，可以大幅降低医疗差错和纠纷发生的频率。在日常工作中，发现问题、处理问题、查缺补漏也是预防风险的重点。

2. 医疗风险基金：建立和购买医疗风险基金是国际上通行的降低医疗风险有效的方法之一。医疗风险基金按照支付的途径划分为国家医保补助、公司性医疗保险基金、医疗救助基金、医疗捐助基金等，还包括民间众筹、网络捐款等，可以大大降低出现医疗风险后患者承担的经济负担。作为医务人员，对有利于降低患者风险的医疗救助途径，都应该为患者尽可能争取。

3. 防御性医疗：也称为自卫性医疗或防卫性医疗，是指尽可能全面地对患者进行检查，大范围筛查可能的疾病，回避收治高危高风险患者，回避高危患者的高难度手术，尽可能模棱两可地提供医疗信息，带有推脱责任性质的会诊及转科转院治疗等。因为与健康和生命相关，医疗行为本身就是高风险活动，医疗纠纷让双方都受到严重伤害，因担忧发生医疗纠纷，为了避免医疗风险和医疗诉讼，大部分医师不得不进行防御性医疗。防御性医疗降低了医疗失误的发生率，但是也造成了医疗资源的大量浪费，导致医学技术发展停滞和医生执业水平下降。

4. 效果风险化：医疗行为是有成本的，获得的疗效就是收益。当患者的生命风险大于治疗获得效果时，我们可以停止治疗；如果患者治疗的疗效收益大于所承受的风险，我们可以考虑继续实施治疗。用药的时候，我们要考虑所有药物的不良反应。如果药物的治疗作用大于药物的不良反应对患者的损害，我们就使用药物；如果药物的不良反应对患者的损害大于治疗作用，那我们应该停止药物治疗或者换药治疗。

5. 预案演练：针对医疗各个环节的医疗风险进行确认、分析和改进方案制订后，必须要进行预演，让相关的人员都能熟悉出现纠纷以后的改进流程，才能确保在风险及问题出现的时候，快速分配个人角色，让每个人都确定自己的位置，快速进行干预和恢复医疗秩序。

6. 个人素质：医务人员的个人素质也决定了医疗风险的发生频率。当然，医务人员的个人素质决定患者信任度、患者依从性、发生纠纷时患者沟通和谐与否。医务人员的个人素质包括医务人员的学历学位、行医资格、名声宣传、口碑声誉、从业经验，以及与患者、家属或患者单位的良好关系等。

（三）纠纷处置

1. 热处置：积极应对。在纠纷和问题出现的时候，快速积极地应对，拿出解决方案，处置相关问题，降低纠纷的强度，满足患者需求，修复医患关系。

2. 冷处置：在处理问题和应对纠纷的时候，尽可能让双方冷静下来，用更多的时间进行思考、沟通、交流和论证，拿出双方比较满意的结果，而不要仓促行事，忙中出错，出现不可调和的矛盾。

3. 定性处置：对明确双方责任关系的医疗纠纷，在双方没有异议的情况下，可以快速进行性质的判定，划分双方的职责，确定双方所应该担负的责任，有利于纠纷的快速处置。

4. 定量处置：对已经确认双方责任划分的医疗纠纷，可以商议拿出相关的补偿和处置方法，按照双方划分的权责，按比例分配。

（四）纠纷干预

1. 有利：处理医疗纠纷时，最好有利于患者、有利于患者家属、有利于患者单位、有利于医务人员、有利于医院、有利于国家医保等。

2. 有理：处理医疗纠纷时，最好有理有据，不要徇私枉法。

3. 有礼：处理医疗纠纷时，最好用证据说话，避免暴力。

4. 有力：处理医疗纠纷时，最好要有一定的行政相关部门介入，要体现集体的力量。

5. 有节：处理医疗纠纷时，最要有节奏感，积极处理和年后处置结合起来，尽可能让患者满意、单位满意、医务人员满意。

6. 优力：处理医疗纠纷时，最好选对关键人。一般医疗纠纷处置中，医院主要以主管医生或主管的科室领导为主，而患者主要以家中有决定权的关键人员为主。按照相关法律法规规定，最好选择与患者授权委托人进行直接的沟通交流。必要的时候，可以让双方的律师进行面对面的交流，而直接参与纠纷的相关医务人员、患者可以按照回避的原则避免见面，以免激化矛盾。

7. 优立：处理医疗纠纷时，最好能够明确双方的优势和劣势。进行医疗差错或者事故处置时，要对过程中间细节进行反复推敲，准备相关的医疗文书，咨询相关方面的专家和查询相关的资料，包括教材、法律、法规、共识、指南、高影响因子研究文献、医疗规范、单位规定等，以提供有力的支撑，帮助顺利处置医疗纠纷。

8. 优利：处理医疗纠纷时，最好选择有利于医患双方利益的交流地点、时间和参与人员，最好有相关的录音录像，双方沟通内容的记录可以提供给法庭作为有效的医疗证据。而且，医疗单位最好选择有经验的法律人员、专职医疗纠纷处置人员、医务管理人员和财务人员协助主管医生和临床科室处理相关的医疗纠纷。

9. 游离：处理医疗纠纷时，双方不能达成一致结果时，短期协调出双方满意的结果往往是非常困难的。为了避免激化矛盾和出现不理智的行为，一般建议双方尽可能延后当面沟通，用时间优势处理问题。用一点时间让双方可以冷静下来，更好地梳理思路、补充证据，进一步完善论证，以更好地沟通。

10. 友利：处理医疗纠纷时，针对双方可能短期之内爆发的激烈冲突和沟通障碍，可以适当引入第三方，帮助进行沟通交流。如果能引入对双方都有一定了解的第三方，如双方共同的朋友、同事、单位，或者是第三方公司和医疗保险单位等，可以帮助双方更好地沟通交流，将纠纷处置流程往前推进。

（五）纠纷处置流程

1. 收集证据：病历是医疗事故中最核心的证据，医疗事故的协商、诉讼、行政解决，主要是围绕病历进行的，病历是由医疗机构书写并保存的，发生医疗事故，必须尽快抢救记录和封存复制病历，预防被更改、隐匿和伪造。在医患沟通中，尽可能录音录像，注意留存病房其他医务人员的旁证，关键时候他们是可以作为证人出庭的。

2. 解决方式：和解、调解和民事诉讼。和解指没有第三方介入，双方当事人自己协商谈判，对各自诉讼权利和实体权利进行处分；由于和解协议不具有强制执行力，所以对双方的约束力很弱。调解指在卫生行政机关、第三方法人或自然人，或者在法院的主持下，对当事人之间的医疗纠纷进行裁决的活动，分为诉讼外调解和诉讼中调解。民事诉讼是在案件当事人和其他诉讼参与人的参与下经人民法院开庭审理，查明事实、适用法律，对医疗纠纷进行裁决的活动。医疗纠纷案件的事实查证和责任认定通常需要医疗事故技术鉴定或司法鉴定，个别案例还需要尸体解剖检验，而这些工作都是一审时需要完成的。

（六）医疗质量持续改进

1. 建立应对机制：发生不良事件时，医院应积极采取措施，减少损害；同时，采取必要的措施安抚患者及家属，防止发生不必要的冲突。减少损害不仅指减少不良事件对患者及家属的损害，还包括对医务人员和医院声誉的损害。对当事医务人员应给予支持和帮助，包括医院层面开放的态度、同事的支持、必要的心理咨询等。医院还应建立明确的错误讨论制度，培训医患沟通技巧，普及基本的法律知识等。及时处理不良事件报告，可减少因时间造成的记忆模糊或错位，减少误差。

2. 改进管理体系：对不良事件的处理应本着对事不对人的态度，着眼于整个管理体系存在的问题而非个人，这样才有利于发现引起不良事件的根本原因，有效防范类似错误的发生。医务人员的失误极少是故意行为，而医院的系统缺陷常常是患者安全事故的根本原因。医务人员主动发现医院的系统缺陷、分析问题，才能帮助改进管理体系，有效防止类似事件再发。

3. RCA 与 PDCA：对不良事件的调查方法主要采用根本原因分析法（Root Cause Analysis，RCA），又称为根因分析。根因分析可以找出事件在诊疗管理程序上的可能原因。后续要通过全面质量管理的 PDCA 循环，即计划（Plan）、执行（Do）、检查（Check）和处理（Act），追究组织系统与诊疗流程相关的系统原因，跟进落实解决方法，改善流程。

第十三章 沟通交流表单

一、表单内容

沟通交流表单见表13-1。

表13-1 沟通交流表单

分类	内容	是否
沟通目的	治病救人	□是，□否
	风险分享	□是，□否
	心理支持	□是，□否
	规范理解	□是，□否
	事业建立	□是，□否
	其他需求	□是，□否
核心理念	药医病	□是，□否
	仁医心	□是，□否
	情医人	□是，□否
影响因素	社会法治	□是，□否
	医保制度	□是，□否
	社会关系	□是，□否
	经济地位	□是，□否
	人文文化	□是，□否
	信仰宗教	□是，□否
沟通对象	患者沟通	□是，□否
	委托人沟通	□是，□否
	家属沟通	□是，□否
	单位沟通	□是，□否
	医保沟通	□是，□否

分类	内容	是否
沟通对象	同事沟通	□是，□否
	上下沟通	□是，□否
沟通技巧	选对关键人	□是，□否
	选对关键地	□是，□否
	选对关键时	□是，□否
	专业代表信任	□是，□否
	细节决定成败	□是，□否
	定位明确	□是，□否
	隐私保护	□是，□否
	论事不跑偏	□是，□否
	灵活多观察	□是，□否
预评估人群	熟人	□是，□否
	关系人	□是，□否
	老年人	□是，□否
	男人	□是，□否
	儿童	□是，□否
	女人	□是，□否
	性格人	□是，□否
	神、色、形、态	□是，□否
沟通角色转变	决策者	□是，□否
	思考者	□是，□否
	领导者	□是，□否
	执行者	□是，□否
	合作者	□是，□否
	屈从者	□是，□否
沟通策略	有效沟通与无效沟通：对人	□是，□否
	清晰沟通与模糊沟通：流程	□是，□否
	整合沟通与分拆沟通：统筹	□是，□否
	强势沟通与弱势沟通：专业专一	□是，□否
	直接沟通与间接沟通：病情	□是，□否

分类	内容	是否
沟通策略	命中沟通与转移沟通：焦虑	☐是，☐否
	积极沟通与消极沟通：次数	☐是，☐否
	进取沟通与防御沟通：进展	☐是，☐否
	优势沟通与劣势沟通：后果	☐是，☐否
	回避沟通与转换沟通：多变观察	☐是，☐否
	粗大沟通与精细沟通：细节	☐是，☐否
	结果沟通与分析沟通：逻辑	☐是，☐否
	递进决策与预估重塑：现状	☐是，☐否
	同理沟通与换位思考：选择	☐是，☐否
	保持主导与发泄叙述：宣泄	☐是，☐否
沟通内容	病情现状	☐是，☐否
	预后因素	☐是，☐否
	影响因素	☐是，☐否
	危险因素	☐是，☐否
	社会支持	☐是，☐否
沟通要点（充分告知）	集体决议方案	☐是，☐否
	患者有选择权	☐是，☐否
	疗效影响因素	☐是，☐否
	疾病风险因素	☐是，☐否
预后影响因素	患者身体基础	☐是，☐否
	疾病因素	☐是，☐否
	障碍的严重程度	☐是，☐否
	并发症的类型	☐是，☐否
	合并内脏器官损害	☐是，☐否
	对治疗的配合	☐是，☐否
	其他因素：社会地位、支持力	☐是，☐否
沟通方法	专注、聆听、观察	☐是，☐否
	好姿态、正规穿着	☐是，☐否
	开放、给信心	☐是，☐否
	慎言、不说谎	☐是，☐否

分类	内容	是否
沟通方法	能理解、同理心、同情心	□是，□否
	熟悉技巧、不批评、不评论	□是，□否
	保持主导、灵活主动	□是，□否

注：仅供参考，按照临床需求修改。

二、表单说明

（一）沟通的义务

沟通是指人们分享信息、思想和情感的过程。沟通的基本结构包括信息、通道、反馈三个方面，缺少任何一个方面都完不成沟通。沟通按具体方式分为语言沟通和非语言沟通。语言沟通包括口头语言沟通和书面语言沟通，最有效的沟通是语言沟通和非语言沟通的结合。良好的沟通能获得更多的合作，减少误解，使人更乐于作答，使人觉得自己的话值得聆听，办事更加自如。

按照相关法律规定，医生有告知的义务。医生的医疗行为虽然含有某种侵袭性，具有侵害患者的抽象危险性，但有的危险通常被认为是适当的、允许的，称为容许性危险。容许性危险针对的是常规性医疗，传统医疗的固有危险有些是不必告知也应为患者所知的，例如部分感冒药所含成分有镇静催眠的副作用，消炎药有刺激肠胃的副作用等。有些则是患者可以抽象认识的，例如，患者的特异体质，无法预测的病情变化或者不能控制的意外情形所导致的各种危害后果。容许性危险是医疗行为适法性的理论基础之一，因其具有难以预料、难以防范、难以避免的特点，所以不必事先告知患者，损害只要属于容许性危险之列，医生应该免责。

应告知医疗行为的非常规风险，主要指那些可能对患者的生命、身体健康造成重大影响的医疗行为，如手术、放射疗法、化学疗法、激光疗法以及某些疗效尚未得到验证的药物疗法。在这些医疗行为实施前，医生应当向患者进行全面、真实、有效的说明，以取得患者的理解和同意。

医师的告知也是沟通的一部分，单纯的告知是医生对患者及其委托人的嘱咐，沟通还包括对患者疑问的解答，更强调双向的信息交流。

（二）沟通的模式

沟通不仅包含口头语言和书面语言，也包含形体语言、个人行为、物质环境等赋予信息含义的任何东西。临床上主要的沟通模式有以下几种。

1. 语言沟通：语言是人类特有的一种非常好的、有效的沟通方式。语言沟通包括口头语言内容、语言的语气、语言的语调语音和停顿等。

2. 书面沟通：便签、书籍、信函、微信、微博、邮件、视频、幻灯片、表情包和广告等，统称为书面沟通。

3. 表情沟通：面部表情在沟通中也起着重要的作用，可以通过表情判断对方对自己的态度。最基本的表情有喜、怒、哀、乐、悲、恐、惊，态度表情还包括友善、冷漠、讨厌等。医患沟通中不仅要看得懂表情，也要学会利用表情表达自己的情绪和意图。

4. 姿态沟通：身姿、手势等在沟通中也具有一定作用。手势就是手的姿势，通过手势可以表达沟通中的情感和交流内容。

5. 肢体接触：表示安慰、亲密、放松等的拍肩、握手、拉手、拥抱和对儿童的拍头等动作。必须要注意实施的时机和适合的行为，千万不要毛手毛脚、莽撞无力。肢体接触更善于在沟通时表达人与人之间的强烈的思想和情感。

6. 肢体语言：非常丰富，动作、表情、身姿、手势、眼神、目光等配合有声语言传递信息的一种形式。

（三）沟通的内容

在临床上一般沟通前一定要做好准备事务，其内容包括对需要沟通内容的准备、对沟通人群的了解、对沟通中可能出现困难的评估、对沟通需要达到目标的分级分类等，主要包括在表单中的沟通目的、核心理念、影响因素、沟通对象、沟通技巧、预评估人群和沟通角色转变大类中。在沟通中，如何体现真诚、如何展示专业、如何灵活应用、如何从患者角度判定等，主要包括在表单中的沟通策略、沟通内容、沟通要点、预后影响因素和沟通方法大类中。

（四）沟通的隐私

隐私是指个人不愿告诉他人的事。对于具体哪些内容属于个人隐私争议较大。在此，我们提到的隐私主要是指与患者个人有关的健康信息以及患者告知康复医师的个人发育史、家族史和生育史等信息。对康复医师真诚的告知是成功治疗的第一步。就诊时，只有细致告知疾病的详细进程，康复医师才能帮患者摆脱疾病，预防生病。医生的一言一行无不影响到患者，医生看病时，患者也在看医生，通过观察了解这位医生是否可信。只有取得了患者的信任与配合，使患者完全相信医生是全心全意为他治病的，才可能获得患者的依从性，才有可能达到最佳的治疗效果。因此，良好的医患信任关系是临床诊疗质量的保证。

三、表单解读

（一）沟通目的

1. 治病救人：一般认为治病是手段，目的是救人。当然，救人不仅仅包括生理救治，还包括心理救治。救人并不一定需要延长生命，满足患者的心理需求，终止生命也是救人的一个方面，如姑息治疗和在部分国家地区已经开展的有尊严的"安乐死"服务等。

2. 风险分享：临床上的风险非常多，沟通中尽可能让患者知晓各类风险，才能更好地帮助患者做出有利的决策。

3. 心理支持：通过沟通，可以实现医患之间的心理支持。心理支持可以帮助处理好心理问题，避免焦虑、恐惧、抑郁、疑病、愤怒、强迫和睡眠障碍等问题。

4. 规范理解：规范是明文规定的标准，是指按照上级指令要求进行的操作，使某一行为或活动达到规定的标准等。规范一般符合大多数人的利益和要求，但有时对具体的个体要求是违背本人意愿和利益的，故通过沟通可以更好地进行心理疏通和安慰。

5. 事业建立：临床医疗的顺利实施需要医患双方的配合，好的沟通可以促进医疗的成功，满足双方的需求。

6. 其他需求：沟通还可以满足科研、教学、社会影响、隐私保护等方面的需求。

（二）核心理念

1. 药医病：药物是能防治疾病、病虫害等的物品。

2. 仁医心：仁爱和正义、宽惠正直可以起到抚慰心灵的作用。

3. 情医人：情是人体对外界刺激所反映的心情。

（三）影响因素

1. 社会法治：沟通效果受社会制度、法规等的影响比较大。法律是由国家立法机关制定，具有一定文字形式，由国家政权保证执行，公民必须遵守的行为规则。故按照法律规定哪些必须在沟通中披露、哪些必须获得知情同意、哪些可以避免向患者及家属透露是有章可具、有据可查的。

2. 医保制度：医保制度是人类社会进步的标志，不同年代、不同国家和不同社会群体有不同的医保制度和规范，医患沟通也要满足医保制度的要求。按照我国目前的医保制度，患者对医疗处置有明确的选择权。故在沟通中，尽可能给患者提供更多的选项，由患者自行选择，可以更好地满足患者及家人的需求。

3. 社会关系：主要指个人的亲戚朋友关系，也可能指其他政治、法律关系，如单位关系等。在沟通中必须明确医方和患者的决策者，才能保证沟通的顺利实施。

4. 经济地位：经济地位指结合经济学和社会学评价患者在社会或家庭基于收入、教育和职业等因素，相对于其他人的经济和社会地位。在沟通中要将个体的经济地位当作一个整体因素纳入考量。

5. 人文文化：沟通中也要考虑人文文化的影响，如道德、社会关系、习惯等。

6. 信仰宗教：信仰是指由崇拜认同而产生的坚定不移的信念及全身心的皈依。宗教只是信仰中的一种。这种思想信念和全身心的皈依属于一种特殊的社会意识形态和文化现象，可以影响沟通的内容和沟通的结果。

（四）沟通对象

1. 患者沟通：为了治疗疾病，满足患者的健康需求，在诊治疾病过程中与患者进行交流。

2. 委托人沟通：通过建立委托关系，并签署合法文件（如委托声明）的患者受托人为委托人。委托人有决定患者选择治疗的权利和停止治疗的权利。委托人可以不必是家属。

3. 家属沟通：家属指家庭内户主本人以外的成员，也指患者本人以外的家庭成员。

4. 单位沟通：部分单位希望了解患者的治疗情况，可以与医院行政部门沟通后，获得合法的授权。

5. 医保沟通：医保是指支付部分或全部医疗费用的医疗保险公司或社会医疗保障机构。按照不同区域和国家的法律规定，医保单位可以评审、决定、审核和查阅患者的医疗处置。

6. 同事沟通：因为病情诊治，医生也需要随时与同事沟通，获得医疗行为的配合。

7. 上下沟通：同一组织系统中，等级较高的组织或人员称为上级，等级较低的组织或人员称为下级。按照需求，组织或人员必须完成上级交给的任务，并布置下级的任务。

（五）沟通技巧

1. 选对关键人：按照不同国家或地区的规定，患者的病情首先应该告知委托人，也有可能是获得授权的其他家庭决策者、单位同事或直系亲属等。

2. 选对关键地：沟通地点也决定沟通的成功与否，尽可能在工作场所，在能获得支持的场所沟通可能带来争议的内容。

3. 选对关键时间：除非应急情况，一般沟通时间最好选择上班的白天，以更充分地进行解释。

4. 专业代表信任：沟通内容必须专业，专业的体现包括着装、表情、姿态、语音语调、语气停顿、表述的语速和声线等，有时重要性比沟通内容更能显示专业性。专业性也包括可以更好地控制自己情绪，不会被外物影响。

5. 细节决定成败：沟通中，注重细节，可以更好地达到沟通效果。

6. 定位明确：每次沟通最好选择一个必须达到的目标，详细说明。

7. 隐私保护：沟通中要注意保护患者隐私。

8. 论事不跑偏：沟通中，患者及家属经常会提出很多诉求，可以记录下来，充分商议后再回复。过度对诉求进行思考和反馈，往往容易忘记沟通的初衷，不能达到沟通的目的。

9. 灵活多观察：要根据患者及家属的反应，适当地加强沟通内容，或终止此次沟通。

（六）预评估人群

1. 熟人：熟人包括医务人员自己的亲属、朋友、朋友的朋友、邻居、配偶和老同学等。因为医学的理性思维特点，当私人感情因素影响医学决策判定时，一般建议让另一位同事负责相关人员的医学决策和处置。

2. 关系人：按照社会关系特点，由单位领导、社会管理者或社会事件的决策者安排患者进入治疗流程时，医务人员需要依法依规、严守职业标准，积极应对危机和处置患者。

3. 老年人：老年人所患的疾病合并衰老，并且有自身特点，包括病程较长、多器官障碍、身体衰弱、免疫力低下等。与老年人沟通时，也要考虑老年人听力衰退、理解力差等情况，需要反复、控制语速进行沟通。

4. 男人：社会上男人被赋予刚强、勇敢、理性等社会角色，往往忽略自身的疾病症状和治疗需求，沟通要有根有据，反复强化。

5. 儿童：儿童心理特点可能包括多动，注意力不集中，自控能力弱，易害怕、恐惧，自尊心强，爱玩爱闹等。故与儿童沟通，要充分照顾儿童的心理特点。

6. 女人：女性最容易接受心理暗示，多心地善良，富于同情心、怜悯心和爱心，具有较大的耐性和良好的直觉与记忆。故与女性沟通要多关注女性心理特点。

7. 性格人：性格人主要是指人格障碍的个体，包括反社会型人格障碍、边缘型人格障碍、偏执型人格障碍、自恋型人格障碍、回避型人格障碍、依赖型人格障碍、分裂型人格障碍和表演型人格障碍等。人格障碍主要表现为情感和行为的异常，但其意识状态、智力均无明显缺陷。沟通中要会分辨人格障碍的个体，适当做出调整，保证沟通顺利进行。

8. 神、色、形、态：因为病重病危等负面事件可以导致患者及家属情绪改变，需要通过神、色、形、态进行分辨，有针对性地沟通。

（七）沟通角色转变

1. 决策者：医务人员可以在沟通中担任决策者，用专业知识引导医疗行为。

2. 思考者：医务人员可以在沟通中担任思考者，思考治疗的选择和疾病的特点等。

3. 领导者：医务人员可以在沟通中担任领导者，组织医患之间的配合和协调。

4. 执行者：医务人员可以在沟通中担任执行者，患者及家属的医疗决策需由医务人员实施。

5. 合作者：医务人员可以在沟通中担任合作者，与患者及家属共同努力，战胜疾病。

6. 屈从者：医务人员可以在沟通中担任屈从者，患者及家属有放弃治疗的权益，医务人员要配合实施。

（八）沟通策略

1. 有效沟通与无效沟通：沟通后是否能达到目的。

2. 清晰沟通与模糊沟通：沟通后对结局和流程的认知程度。

3. 整合沟通与分拆沟通：沟通中是关注全局统筹，还是梳理细节。

4. 强势沟通与弱势沟通：能否利用专业知识控制沟通的内容和节奏。

5. 直接沟通与间接沟通：沟通中是否直接论述病情，还是委婉告知负面信息。

6. 命中沟通与转移沟通：沟通中是否直接说明沟通目的，还是由外及里地旁敲侧击。

7. 积极沟通与消极沟通：沟通中是否要多次强调关键点，必须要获得明确答复。

8. 进取沟通与防御沟通：沟通中要取得目的性进展，还是仅仅分享各种负面信息。

9. 优势沟通与劣势沟通：沟通中要对确切的问题明确回复，对不确切后果可以暂时留置。

10. 回避沟通与转换沟通：沟通中要对可能出现的争执适当回避，必要时转换沟通的时间，计划延后再次沟通。

11. 粗大沟通与精细沟通：沟通中要确定总体规划，还是关注每个细节。

12. 结果沟通与分析沟通：沟通中关注最终疗效结果，还是逻辑分析推断各种结局。

13. 递进决策与预估重塑：沟通中根据病情发展逐步转换治疗方案，也可以根据治疗效果提升或降低最终疗效的预期值。

14. 同理沟通与换位思考：沟通中以情为主，理解和保持同理心，与患者及家属产生共鸣，选择对患者最适当的治疗方案。

15. 保持主导与发泄叙述：沟通中由专业人员尽可能确定每次沟通的主题，预留时间和机会让患者及家属对负面情绪进行宣泄。

（九）沟通内容

1. 病情现状：基于查体和专科评估后的疾病认知。

2. 预后因素：对病情、条件、环境等的综合考虑，判定影响预后的因素。

3. 影响因素：对技术、依从性、风险等的综合考虑，以确定治疗方案。

4. 危险因素：对各类危险因素的充分认识。

5. 社会支持：家人和社会支持对疾病治疗的影响。

（十）沟通要点

1. 集体决议方案：强调"组工作制"的特点（充分告知）。

2. 患者有选择权：强调患者对多种方案的选择权益。

3. 疗效影响因素：强调影响疗效的因素和改进的办法。

4. 疾病风险因素：强调疾病治疗进程中可能出现的意外。

（十一）预后影响因素

1. 患者身体基础：年龄、文化程度、智力、利手等。

2. 疾病因素：病程、病因与病灶部位等。

3. 障碍的严重程度：各类功能障碍的类型和程度，也要分辨康复的潜力。

4. 并发症的类型：疾病后诱发的各类症状和功能障碍。

5. 合并内脏器官损害：原发性或继发性器官损害。

6. 对治疗的配合：患者依从性决定治疗的成败。

7. 其他因素：包括患者的社会地位、家人和社会支持等。

（十二）沟通方法

临床上的医患沟通，是医务人员在日常诊疗过程中与患者及家属就伤病、诊疗、健康及相关因素（如费用、服务等），主要以诊疗服务的方式进行的沟通交流，构成了单纯医技与医疗综合服务实践中十分重要的基础环节。医患沟通是对医学理解的一种信息传递过程，使医患双方能充分、有效地表达对医疗活动的理解、意愿和要求。医患沟通是双向的，医患沟通中的互动、互补和互谅是和谐医患沟通的前提条件。在医患沟通中要保持专注、聆听、观察；维持好姿态、正规穿着、给信心、慎言、不说谎；对患者或家属要尊重、能理解，具有同情心、同理心和耐心；熟悉技巧，不批评、不评论；保持主导、灵活主动；留意患者对病情的认知和对交流的期望；留意自身的情绪反应，学会自我控制。避免强求对方及时接受事实；避免使用易刺激对方情绪的词语和语气；避免过多使用对方不易听懂的专业词汇；避免刻意改变和压抑对方情绪，适时舒缓。在沟通前，医护治之间要相互讨论，统一认识后，由主管医师对家属进行解释，以避免各自的解释矛盾使家属产生不信任和疑虑的心理。

第十四章　康复临床路径表单

一、表单内容

专科疾病康复临床路径表单（以脑卒中康复为例）见表 14-1。

表 14-1　专科疾病康复临床路径表单（以脑卒中康复为例）

时间	住院第 1 天（到脑卒中康复单元）	住院第 2~N 天	住院第 N+1 天
主要诊疗工作	·询问病史与体格检查（包括 MMSE、Brunnstrom 分期、GCS 及 Bathel 指数等评定） ·完善病历 ·医患沟通，交代病情 ·监测并管理血压（必要时降压） ·气道管理：防治误吸，必要时经鼻插管及机械通气 ·控制体温 ·防治感染、应激性溃疡等并发症 ·合理使用脱水药物 ·记录会诊意见	·主管医师查房，书写上级医师查房记录 ·评价神经功能状态 ·定期进行 Bathel 指数评定 ·继续防治并发症 ·开始康复治疗	·主管医师查房，书写上级医师查房记录 ·指导防治并发症 ·终止康复治疗 ·社区康复准备 ·依据病情给予出院带药及建议 ·出院带药

时间	住院第1天（到脑卒中康复单元）	住院第2～N天	住院第N＋1天
重点医嘱	• 长期医嘱： 　康复科疾病护理常规 　一级护理 　低盐低脂饮食 　防跌倒 　防褥疮 　留陪伴 　监测生命体征 　依据病情下达 • 临时医嘱： 　血常规、尿常规、大便常规 　肝肾功能、电解质、血糖、血脂、心肌酶谱、凝血功能、血气分析、感染性疾病筛查 　头颅CT、胸片、心电图 • 根据病情选择：头颅MRI • 根据病情下达病危通知 • 神经内外科会诊	• 长期医嘱： 　康复科疾病护理常规 　一级护理 　低盐低脂饮食 　防跌倒 　防褥疮 　留陪伴 　监测生命体征 　依据病情需要调整 • 临时医嘱： 　复查异常化验 　复查头颅CT 　（必要时） • 依据病情需要调整	• 长期医嘱： 　出院带药 　今日出院 　社区康复建议
主要护理工作	• 入院宣教及护理评估 • 正确执行医嘱 • 观察患者病情变化	• 正确执行医嘱 • 观察患者病情变化	• 出院带药服用指导 • 特殊护理指导 • 告知复诊时间和地点 • 交代常见的药物不良反应 • 嘱其定期门诊复诊
病情变异记录	□无　□有 1. 类型，原因： 2. 类型，原因：	□无　□有 1. 类型，原因： 2. 类型，原因：	□无　□有 1. 类型，原因： 2. 类型，原因：

注：仅供参考，按照临床需求修改。

二、表单说明

（一）临床路径的目的

临床路径（Clinical Pathway）是指针对某一疾病建立一套标准化治疗模式与治疗程序，是一个有关临床治疗的综合模式，以长期共识、循证医学证据和指南为标准来促进治疗和疾病管理。临床路径是一套管理策略，而不是医疗技术。临床路径的实施可以起到规范医疗行为、减少变异、提高质量、使疗效同质化、节约资源、避免医疗的随意性、准确评估预后、提高医疗执行效率、缩短平均住院日等作用。最重要的是临床路径提供了标准化的诊疗过程并对其实行持续监测和定期评价，有利于政府、保险公司、医院对医疗服务质量的控制和持续改进。

临床路径的实施对医院提高医护质量、降低医疗费用、缩短住院天数、促进科间协作、加强医患沟通、减少医疗纠纷和提高医院的核心竞争力具有十分现实和重要的意义。

（二）临床路径适用对象

以第一诊断为脑卒中（ICD10：I61 脑出血疾病、I63 脑梗死、I66 脑血栓、I67 脑血管病编码）为例，探讨临床路径的设计思路和临床应用模式。

（三）临床路径诊断依据

根据《临床诊疗指南：神经病学分册》（人民卫生出版社出版）：

1. 临床表现：急性起病，出现头痛伴或不伴意识障碍，并伴有局灶症状和体征。

2. 头颅 CT 证实脑卒中改变。

（四）选择治疗方案的依据

根据《临床诊疗指南：神经病学分册》（人民卫生出版社出版）：

1. 一般治疗：卧床休息，维持生命体征和内环境稳定，防治感染。

2. 控制血压。

3. 控制脑水肿、降低颅内压。

4. 控制体温。

5. 防治癫痫。

6. 必要时外科手术。

7. 早期康复治疗。

（五）临床路径标准住院日

康复医学科住院日为 12 天。

（六）进入路径标准

1. 第一诊断必须符合"ICD10：I61 脑出血疾病、I63 脑梗死、I66 脑血栓、I67 脑血管病编码"。

2. 当患者同时具有其他疾病诊断，但在住院期间不需要特殊处理也不影响第一诊断的临床路径流程实施时，可以进入路径。

（七）变异及原因分析

1. 脑出血病情危重者需转入 ICU 或 NICU，转入相应路径。

2. 辅助检查结果异常，需要复查，导致住院时间延长和住院费用增加。

3. 住院期间病情加重，出现严重并发症，需要进一步诊治，导致住院时间延长和住院费用增加。

4. 既往合并有其他系统疾病，可能导致既往疾病加重而需要治疗，住院时间延长和住院费用增加。

三、表单解读

（一）住院后检查项目

1. 必须检查的项目：

（1）血常规、尿常规、大便常规。

（2）肝肾功能、电解质、血糖、血脂、凝血功能、血气分析、骨密度、感染性疾病筛查（乙肝、丙肝、梅毒、艾滋病等）。

（3）头颅 CT、胸片、心电图。

2. 根据具体情况可选择的检查项目：

（1）头颅 MRI，头部 CTA、MRA 或 DSA，颈部 CTA（有后循环障碍）。

（2）骨髓穿刺（继发于血液系统疾病脑出血者）。

（3）基因检测等其他辅助检查。

（二）选择用药及康复治疗

1. 早期脱水药物：甘露醇、甘油果糖、速尿等。

2. 降压药物：按照《中国脑血管病防治指南》执行。

3. 抗菌药物：按照《抗菌药物临床应用指导原则》（卫医发〔2004〕285号）执行。

4. 抗高血脂用药、控糖用药、情感用药、骨质疏松用药。

5. 纠正和维持水、电解质、蛋白质、脂肪酸、维生素、能量、纤维素和酸碱平衡的药物。

6. 继发于出血性疾病的脑出血酌情应用止血药，根据实际情况选用保护胃黏膜药物、抑酸剂等对症治疗药物。脑血栓应该使用抗血小板、抗凝药物。

7. 运动、感觉、认知、日常生活活动能力、职业能力和社会功能障碍选择作业治疗。

8. 运动功能障碍和疼痛需要选择物理治疗。

9. 语言功能障碍、吞咽功能障碍、认知功能障碍、构音障碍选择语言治疗。

10. 根据需要选择康复工程、心理康复、传统康复治疗。

11. 组织再生、组织修复和缓解疼痛可以选择富血小板治疗、局部穿刺修复和神经阻滞治疗等。

（三）监测神经功能和生命体征

1. 生命体征监测。

2. 意识状态评估可以选用 GCS、GLS 等。

3. Brunnstrom 卒中量表、Barthel 指数、MMSE。

4. 必要时选择 NIH 量表。

5. 感觉、社会及运动功能评定。

6. 心理功能评估。

7. 睡眠功能评估。

8. 日常生活活动能力评估。

9. 社会功能评估。

（四）出院标准

1. 患者病情稳定。

2. 日常生活活动能力提高。

3. 可以进入下级康复单位或社区康复。

第十五章　康复疗效预测表单

一、表单内容

康复疗效预测表单见表 15-1。

表 15-1　康复疗效预测表单

分类	内容	是否
健康基础	不可控因素：出生地、生活地、年龄、性别、种族、家庭、环境、年龄、利手、性别、居住地等 可控因素：高血压、高血脂、高血糖、吸烟、酗酒、生活规律、饮食、智力、文化程度、职业岗位、经济状况、营养状况、夫妻关系、父母子女关系、其他社会关系等	□是，□否
发病诱因	先天性：遗传性和非遗传性因素 后天性：感染性、免疫性、外伤性、物理性和化学性等	□是，□否
疾病因素	病因 病机 病灶 病程 疗程 功能障碍 疾病转介	□是，□否
原发/伴随	"三高"病、脏器病、骨关节炎、骨质疏松、龋齿、颈椎病、后交通动脉异常等	□是，□否
并发/继发	并发症 继发症	□是，□否
依从性	对治疗配合 社会支持度 抗风险能力	□是，□否
医疗因素	管理 技术 服务 环境	□是，□否

注：仅供参考，按照临床需求修改。

二、表单说明

(一) 疗效预测与现代预测学

疾病的结局难以预测，干扰因素太大、偶发性事件等均会导致结局超出预期。基于此，预测学应运而生。预测学分为中国传统预测学和西方现代预测学。

西方现代预测学通过科学研究自然界无所不在的不确定性，旨在控制随机性以及减少无知的程度，通过开发数学模型和程序，以过去发生事件的结果进行测算和逻辑推理，预测事物未来的可能性。20 世纪 50 年代以来，预测学渐渐形成为一门独立的学科，国内外各部门、各行业不断应用各种预测理论和方法来进行社会预测、经济预测、科学预测、技术预测、军事预测等。同时，决策过程也逐步由经验型向决策分析技术型发展。目前，预测决策理论和方法得到了广泛应用，已发展为理论分析、方法技术与实际应用相结合的专门学科。

近十几年来，预测决策理论和方法渐渐被引入医学领域，用以科学指导临床治疗，并取得了一定成效。特别是目前随着现代数学方法和计算机技术的发展，国际上医疗计算机预测决策实施得到了广泛应用，如模糊故障树分析预测、模糊概率分析、模糊灰色预测决策等。利用计算机专家系统、决策支持系统、人工神经网络等现代数学方法和计算机技术建立医学预测模型也在不断地尝试中。现在与人体有关的预测学，发展最好的是"人体生物节律学"，其具有验证过去、把握今天、预见未来的功能，如通过女性的排卵周期预测容易受孕的时机等。

康复医学预测模型的建立受很多因素的影响，特别是各个相关参数的权重占比一直是疗效预测模型建立的难点。本课题组正与相关单位共同不懈研究，希望能尽快建立起一个比较好的预测模型。

(二) 疗效预测与传统预测学

中国传统预测学是集阴阳、五行、周易、四柱、八卦、奇门遁甲等于一体的以推测已发生或未发生的事件为目的的一门学科。这门学科源远流长、博大精深，其是根据已知的某些条件去找出该事物的规律，并依据其规律去推算或预测事物的发展趋势。

对于中国传统预测学是否属于科学范畴，一直存在争议。虽然其知识体系也是从大量的经验观察中总结出来的，但其解释的理论属玄学范畴，过于深涩难懂，导致可重复性差和与真实结果的吻合度差，即我们常说的信度/效度不够。在临床上，可能有些老年人或绝症患者对此其抱有一线期望，甚至可能起到安慰剂的作用；也可以增强患者依从性，可能延长寿命及提高康复疗效。

（三）疗效预测与自然改造力

随着改造自然技术（包括药物和医疗操作）的推广和使用，人类寿命越来越长。医学的进步一定会打破对既往的人类致死疾病的自然认识，很多既往致死的疾病逐步被医学专家攻克，特别是抗生素的发现和免疫接种，基本消灭了曾使古代人口大批死亡的各种流行性传染病（如霍乱、天花、鼠疫等），临床疗效显著，使人均预期寿命大大延长。

人口平均预期寿命是衡量一个社会经济发展水平及医疗卫生服务水平的指标。故医疗疗效，特别是康复疗效的预测要充分考虑当地的经济水平及医疗水平。

我们要看到，整个预测学的理论基础是推定论与命运观。针对康复医学的推定可以是基于自己治疗患者的数据总结、文献报道的患者数据总结、多渠道收集的患者出院后数据或专家的经验积累等。对人体生理和生物节律的不断研究，可以使医学的疗效预测模型的建立渐入正轨。同时，数据采集困难和相关参数的权重不宜确定，所以康复临床疗效的预测结果会受多因素影响，预测的准确性目前还没有达到令人满意的水平。

三、表单解读

（一）健康基础

健康基础也可归于疾病的危险因素。参见第十二章"三、表单解读"的相关内容。

临床上影响康复预后的主要因素包括以下几个方面。

1. 年龄：损伤后康复预后在很大程度上取决于患者发病时的年龄。

2. 利手：利手也称习惯用手，可作为运动、语言功能优势侧的外部标志。90％的右利手者大脑优势半球在左侧。64％的左利手者大脑优势半球也在左侧，20％在右侧，16％为左右两半球均势。也就是说，左利手者两半球均势的概率明显要高。左利手者的预后较右利手者为佳。

3. 智力：智力与语言功能康复预后之间有相关性。智商越高，治疗效果越佳。

（二）发病诱因

参见第十二章"三、表单解读"的相关内容。

（三）疾病因素

1. 病因：导致一种疾病发生的因素，包括致病因子和条件。流行病学中的病因一般称为危险因素，不同原因所致的损伤，其康复速度与程度均不同。一般来说，病灶范围越大，损伤越严重，预后越差。另外，单一原发性疾病灶的预后也优于复发、多发病灶。

2. 病机：指探讨和阐述疾病发生、发展、变化和结局的机制及其基本规律。一般来说，病机不明的患者治疗效果比病机清晰的患者要差。

3. 病灶：机体上发生病变的部分，局限的、具有病原微生物的病变组织，称为病灶。病灶的位置、大小、性质和与周围组织的关系等，均会影响康复疗效。

4. 病程：患某种病的整个过程，包括病原物与患者接触、侵入，并在寄主体内定殖、扩展，进而为害，直至发病表现症状的过程。

5. 疗程：治疗疾病的阶段，是疾病治疗的一个过程，如康复治疗大概几天为一个疗程。主要根据治疗效果确定治疗时间，疗程的长短根据临床经验来确定。早期康复治疗效果较好。特别针对脑损伤患者，"黄金3个月"指发病3个月内康复疗效较好，一般认为发病6个月内接受治疗的改善程度优于6个月以上者，目前建议最好在发病后2天内或从急诊室就开始康复治疗。

6. 障碍性质：功能是指组织、器官、肢体等的特征性活动，功能障碍是指组织、器官、肢体等的功能不能正常发挥。功能障碍的严重程度也决定康复预后。一般来说，功能障碍严重程度与改善程度之间成反比，能力受损的程度越重，预后越差。特别是初次障碍测评对预测预后有较高价值，如有认知障碍、失语症或情感障碍的患者，在同样治疗环境下其预后较差。

7. 患者的出院或转介也对预后影响很大，患者出院后的管理是非常重要的，如信息咨询、转院转科、社区服务、家庭照顾和专科诊治等。如果疾病诊治中出现更多的并发症，需要其他科室的医生会诊或者转科治疗，则要帮助患者安全转运入相关科室。如果患者需要转院，回到当地或者到上级相关医院进行诊治，也要适当提供相关的病情证明和病情辅助检查材料，帮助相关医院更好地诊治患者。如果患者需要回到社区医疗服务中心诊治，尽可能提供患者后期的康复治疗流程或者建议，规划好相关的后续药物治疗，使其带上足够的出院药物，达到患者平安稳定地在社区医疗服务点继续诊治的目的。如果患者需要直接回到家庭，需要对患者的家属和照护陪伴进行相关的教育，对患者的照护尽可能保持平稳过渡，让患者获得更好的后期生活质量。

（四）原发/伴随

参见第十二章"三、表单解读"的相关内容。

（五）并发/继发

参见第十二章"三、表单解读"的相关内容。

（六）依从性

参见第十二章"三、表单解读"的相关内容。

（七）医疗因素

医疗因素在康复疗效中占比多少，一直是一个有争议的话题。不同的疾病、不同的人群、不同的地理环境等均会影响医疗在康复中的重要性，临床上应该辩证地认识这个问题。

医疗因素的部分内容可以参见《综合医院评审标准》，简述如下：

1. 医院设置及办医宗旨，如功能定位，任务规划，急危重症和疑难疾病诊疗设施设备，技术梯队与处置能力，医学影像与介入诊疗 24 小时急诊诊疗服务，临床科室人员梯队与诊疗技术能力建设，医院的公益性及盈利性定位，政府财政资金的定额、差额补贴及自负盈亏经营性的收益平衡。

2. 医院内部管理机制科学规范，规范诊疗、临床路径管理和单病种质量控制的持续改进。

3. 规范医师处方行为。

4. 住院、转诊、转科服务流程科学合理，及时传递患者病历与相关信息，为患者提供连续医疗服务。

5. 加强出院患者健康教育和随访预约管理，提高患者健康知识水平和出院后医疗、护理及康复措施的知晓度。

6. 保护患者隐私，尊重民族习惯和宗教信仰。

7. 为患者提供就诊接待、引导、咨询服务。

8. 保障患者安全。

9. 医嘱管理与"危急值"管理。

10. 手术安全核查制度。

11. 手卫生规范，落实医院感染控制的基本要求，严格遵循手清洁、手消毒、外科洗手操作规程等。

12. 特殊药物管理。

13. 防范与减少患者跌倒、坠床等意外事件。

14. 防范与减少患者褥疮。

15. 患者参与医疗安全，为患者及家属提供相关的健康知识教育，协助患方正确理解诊疗方案并做出选择。

16. 规范同质化服务。

17. 按照临床诊疗指南、疾病诊疗规范、药物临床应用指南、临床路径，规范诊疗行为和单病种质量控制。

18. 治疗管理与持续改进，实行医师资格准入制度和分级授权管理制度。

19．药事和药物使用管理与持续改进，监测用药效果，报告药物不良反应。

20．就诊环境管理，要求就诊、住院的环境清洁、舒适、安全。

21．医德医风管理，尊重、关爱患者，主动、热情、周到、文明地为患者服务，严禁推诿、拒诊患者。

第十六章　出院处置流程表单

一、表单内容

出院处置流程表单见表 16-1。

表 16-1　出院处置流程表单

项目		内容	是否
出院前一日日程	通知	与患者沟通，通知护理组，通知治疗组完成出院评估	□是，□否
	核账	填治疗确认单，帮助患者对账并检查自费项目确认单、治疗项目确认单、特殊医疗项目知情同意书等资料的完整性并归档	□是，□否
	医嘱	出院带药（建议 2 周内），审核医嘱，下计划出院，HIS 上点击预出院	□是，□否
	病历	修正诊断（选择 ICD-10 编码），填写出院证明，完善打印病历	□是，□否
出院当日日程	通知	打印出院证明，上级医师签字后交护理组	□是，□否
	核账	停止所有未执行医嘱，根据对账单项目核实治疗费用	□是，□否
	医嘱	·录入临时医嘱"今日出院"，停止全部长期医嘱 ·录入临时医嘱，医疗结算"患者管理—出院—正常出院—更新"	□是，□否
	病历	修正诊断（选择 ICD-10 编码），检查及补充出院诊断	□是，□否
出院后一日日程	病历	HIS 病历首页填写病案流通栏目并打印所有病历	□是，□否
	签字	主管医师签字，上级医师、治疗师、护理组签字	□是，□否
	填表	填病历自查表、病历质量控制表、抗生素使用表，住院总值班医师签字	□是，□否
	归档	上级医师审核并签字，整理病历交病案科归档	□是，□否

项目		内容	是否
出院病情证明书内容	出院证明第1句	主诉	□是，□否
	出院证明第2句	入院阳性专科查体	□是，□否
	出院证明第3句	有价值的辅助检查结果	□是，□否
	出院证明第4句	诊治经过，好转/稳定出院，出院医嘱和出院带药	□是，□否
出院医嘱内容	出院带药	注意安全用法	□是，□否
	饮食起居	饮食起居注意	□是，□否
	后续建议	病情变化，专科门诊就诊、危急症急诊科就诊，是否需要居家休息等	□是，□否
	门诊随访	出院定期随访及门诊调药	□是，□否
出院带药要求	调整用药	需要定时调整药物，预约下次就诊时间	□是，□否
	不良反应	必须标注药物不良反应，明确发生不良反应后尽快就诊调药	□是，□否
	药量标注	用文字表述，不用拉丁语	□是，□否
	用药分类	对症治疗用药、支持治疗用药、辅助治疗用药、预防治疗用药、诊断治疗用药、安慰治疗用药、维持治疗用药、平衡治疗用药	□是，□否
出院调查和结算体系	满意度调查	患者的体验决定满意度调查的结果	□是，□否
	医疗费用结算	协助进行医疗费用结算	□是，□否
	医疗价格合理性解释	康复医师对医疗价格合理性进行细致解释	□是，□否
	医疗预期与心理疏导	适当采取心理疏导，帮助实现患者医疗预期与现实疗效的统一	□是，□否

注：仅供参考，按照临床需求修改。

二、表单说明

（一）出院标准选择

医疗系统目前对出院标准还没有一个统一的标准，临床上影响因素很多，对于能否出院，有时主管医师只是执行者而不是决定者。决定出院的标准大致可以分为生理标准和社会标准两大类。

1. 生理标准包括对所有人体指标的判定，主要有生命体征、辅助检查结果、患者身体表现等。如患者生命体征稳定，症状和体征消失，体温正常；周围血白细胞计数及分类正常，大便正常，水、电解质、酸碱平衡紊乱得到纠正，其他相关实验室检查结果正常；肺部阴影消失或大部分吸收；正常饮食，腹部无阳性体征，没有需要处理的并发症等。当然，部分患者还需要通过连续数天观察和多次重复评估才能确认达到出院标准。截肢、脑卒中、脊髓损伤和退行性疾病患者则需达到症状控制、病情稳定、完成康复疗程等方可出院。

2. 社会标准包括社会中所有的物理环境、生活环境、人际关系、社会法律、规范标准和紧急事件等对患者出院的影响，当然，也包括经济状态对患者治疗的影响。很多情况下，患者授权委托人意见决定患者能否继续参加治疗。

（二）出院病情证明书

出院病情证明书是证明患者经住院治疗已经出院的证明书。出院病情证明书简称为出院证明，由主治医师开具，并签字，且需要加盖医院公章。出院证明必须包括患者的姓名、性别、年龄、住院号、入院时间、出院时间、诊断、诊治经过和出院患者后续的康复指导等。出院证明还要包括主管医师和上级医师的签字。因为出院证明具有法律意义上的效力，为防范修改涂抹，可以在出院证明上标注：此证明未经医院加盖医疗专用章无效；涂改后必须加盖医疗专用章；此证明仅证明患者出院时的情况；请妥善保管，遗失不补；复印件需要加盖医院专用公章才能生效。

（三）患者满意度

患者满意度（Patient Satisfaction，PS）指由患者主观判断获得的卫生服务满足其需求和期望的程度。患者对医疗保健服务产生某种期望，基于这种期望，对所经历的医疗保健服务情况进行主观评价，也即医院服务达到患者期望值的程度。患者满意度是评价医院医疗服务质量的重要指标，反映了患者就医的主观感受，同时患者满意度也和其他医疗服务产生紧密联系，比如医疗投诉、患者回头率等。现有研制患者满意度的评价一般涉及患者总满意度、治疗、护理、设施、等待时间、检查服务、登记、食物供应、信息提供和费用等。提高医院的服务质量才能保障患者的医疗安全，这是改善医患关系的根本方法之一，也是提高患者满意度的重要方法之一。改善医疗环境，构建"以人为本，以患者为中心"的和谐医患关系十分迫切，而在影响医患和谐的众多因素中，出院流程烦琐、就医体验差是主要原因。

"行百里半九十。"医院管理者往往忽略出院流程中患者的体验感，纷繁复杂的出院手续可能耗尽患者和家属最后的一点耐心，导致出院后第三方满意度调查时患者不满的宣泄。故简化出院流程，多为患者办实事，提高医疗技术的同时关注包括出院流程在内的各种便利改革，才能更好地促进医患和谐和提高患者满意度。

三、表单解读

（一）出院前一日日程

1. 通知：与患者沟通，通知护理组，通知治疗组完成出院评估。

2. 核账：填治疗确认单，帮助患者对账并检查自费项目确认单、治疗项目确认单、特殊医疗项目知情同意书等资料的完整性并归档。在临床上，目前规定有一定风险的检查、治疗项目实施前均需要获得患者或授权委托人的知情同意，并将签署的知情同意书留病历中归档保留。

3. 医嘱：出院带药（建议 2 周内），审核所有医嘱，下计划出院，医院信息系统（Hospital Information System，HIS）上点击预出院。

4. 病历：修正诊断（选择 ICD－10 编码），注意主诊断要与 ICD－10 选项吻合；填写出院证明；完善打印病历。

（二）出院当日日程

1. 通知：打印出院病情证明，上级医师签字后交护理组。

2. 核账：停止所有未执行医嘱，根据对账单项目核实治疗费用。

3. 医嘱：录入临时医嘱"今日出院"，停止全部长期医嘱；录入临时医嘱，医疗结算"患者管理—出院—正常出院—更新"。

4. 病历：再次确认修正诊断（选择 ICD－10 编码），注意主诊断要与 ICD－10 选项吻合，检查及补充出院诊断，调整诊断排列顺序。

（三）出院后一日日程

1. 病历：HIS 病历首页填写病案流通栏目并打印完善所有病历。

2. 签字：主管医师签字，上级医师、治疗师、护理组签字。

3. 填表：填写病历自查表、病历质量控制表、抗生素使用表，住院总值班医师签字。

4. 归档：上级医师审核并签字，整理病历交病案科归档。

（四）出院病情证明书内容

1. 出院证明第 1 句：主诉。

2. 出院证明第 2 句：入院阳性专科查体体征描述。

3. 出院证明第 3 句：有价值的辅助检查结果。

4. 出院证明第 4 句：诊治经过，好转/稳定出院，出院医嘱和出院带药。

（五）出院医嘱内容

1. 出院带药：注意安全用法。

2. 饮食起居：饮食起居注意事项。

3. 后续建议：若病情变化，及时到专科门诊就诊、危急症急诊科就诊，是否需要居家休息等。

4. 门诊随访：出院定期随访及门诊调药。

（六）出院带药要求

1. 调整用药：需要定时调整药物，明确标注复诊时间，可自行调整药物使用剂量的医嘱要标注加、减药物剂量的时间表，预约下次就诊时间。

2. 不良反应：必须标注药物不良反应，明确发生不良反应后尽快就诊调药。

3. 药量标注：用文字表述，不用拉丁语。

4. 用药分类：对症治疗用药、支持治疗用药、辅助治疗用药、预防治疗用药、诊断治疗用药、安慰治疗用药、维持治疗用药、平衡治疗用药。

（七）出院调查和结算体系

1. 满意度调查：患者的体验决定满意度调查的结果，在病房发放问卷或患者出院后进行面谈、电话回访是满意度调查的常见方法。调查根据患者就医流程，对各个服务环节进行评价，覆盖医院服务各个方面。目前，针对出院患者的满意度调查主要有本院调查和第三方调查两种。第三方调查往往由卫生主管部门或医疗专委会等委托第三方公司完成，其调查结果可以决定医院的评级评优、排名获奖、宣传推广、声誉度等，往往决定了患者对各个医院的选择优先度，故被所有医院领导重视。针对满意度调查内容的一一对应整改，有利于提高医疗质量和改善服务态度。同时，对满意度调查的内容进行学习，可以提高医务人员的服务意识，促进整体科室的进步和发展。不同的满意度调查表内容千差万别，但大都包括医德医风、就诊环境和服务质量等方面。根据患者就医流程，可以对各个服务环节进行评价，对入院、病房、膳食、护士、检查治疗、探访者/家人、医生、出院、个人问题及整体评价等进行打分，提炼出患者最为关心的方面，对护士沟通、医生沟通、医院环境、责任心、疼痛控制、用药沟通、出院说明及整体评价等多个部分进行分析。

2. 医疗费用结算：患者出院后，需要进行医疗费用结算。我国费用结算体系虽然是由医院财务部负责，但是所有的医疗收费定价、医疗项目内容和医疗服务总体核算争议等，则是由主管康复医师负责解释。患者如果对相关的医疗服务价格有异议，可以在医务人员（以主管康复医师为主）协助下与财务相关单位和人员进行咨询和核对。目前，我国对医疗服务价格采取政府指导定价的项目后付费方式，对于相关的价格体系，严格按照卫生主管部门的定价标准执行并管控。对医疗服务价格的管理也与患者满意度、医务人员收入、科室持续发展、医院财务平衡和医保结算单位直接相关。在国外，很多医院有医疗运营助理，可以协助康复医师与相关个人和单位沟通医疗结算事项。但在我国，一般要由康复上级医师或管床医师亲自与患者、家属、财务部门、社保机构、保险机构和其他支付单位直接沟通，并给患者及家属解释相关的医疗费用核算事项。故现阶段康复医师必须非常熟悉医疗费用的结算制度，随时处置相关事件。

我国的医疗费用按照支付时间分为预付费用和后付费用两大类。医疗费用的支付形式主要有两种：①现金支付。患者看病直接向医疗机构支付全部医疗费用，然后凭发票、处方及有关证明到用人单位按规定报销，同时扣除自己所负担的部分。最后用人单位与医院结算。这种方式的优点：患者费用意识强，有利于控制不合理的医疗费支出。缺点：相对增加了医院的工作量，收入较低的患者垫资较多，会带来许多困难和麻烦。②医院记账。患者除自付少量费用外（自付部分医院直接扣除），不直接与医院发生经济关系，由医院定期向用人单位或社会保险机构提出结算清单，经用人单位或社会保险机构审查后，按规定支付费用。这种方式的优点：医疗费用意识增强，保险机构严格把关，有利于控制医疗费。

对医疗费用的收费方式，国内外目前主要有按服务项目收费、总额收费、按服务单元收费、按照投入医疗资源收费、按照人头收费、按照质量与结果收费、按照病种收费等。

我国目前主要采取按照服务项目收费。按照服务项目收费的优点是方法简单、便于操作、使用范围较广。患者选择余地较大，服务要求容易满足，属于后付费制度。医院的收入与提供的服务量直接相关，能够调动医务人员的积极性，有利于医疗业务持续开展。其最大的缺点是，由于医疗机构不承担财务风险，其收益与提供的服务量成正比，所以会刺激医院提供过度医疗服务，加上部分医生的不规范行为会诱导和增加医疗消费，导致医疗费用过快增长；也容易导致医保基金的浪费、超支，增加患者的个人负担。

目前，我国正在大力推行按单病种付费方式，其全称为"诊断分类定额预付制"（Diagnosis-Related Groups，DRGs）。该支付方式根据国际疾病诊断分类标准（ICD-10）将疾病分为不同组别，每组又根据病种病情轻重进行筛查甄别，按照有无合并症、并发症进行分类，测算不同类别的医疗费用标准，并预先支付给医疗服务方。单病种付费属于预付费制度，不同于后付费制度。按单病种付费的结算管理规范，对特定的疾病，按照规定标准进行付费，对实际发生的费用，按照规范核定，相关费用超支不补，节约归自己，理论上可以抑制快速增长的医疗费用。单病种付费的优点主要包括以下几点：第一，能够规范医疗市场行为，降低医疗费用的不合理增长。第二，可以促进医院减少医疗资源的浪费，提高医疗服务质量。医疗市场存在信息不对称的特点，当患者看病的时候，诱导消费现象较为严重，从而导致很多医疗资源的浪费。实行单病种付费之后，就可以减少诱导医疗的发生，用低廉的价格提供高质量的医疗服务，促进医务人员潜心研究医术，提高医疗服务水平。实行单病种付费可以促进医院建立健全的成本核算体系，努力降低经营成本，提高疾病诊治质量，促进医院标准化管理。单病种付费的不足：面对疾病的复杂性和社会经济的复杂影响因素，医保很难给出准确公平的支付标准。理想情况下，单病种付费会保障医院、医务人员、患者、药厂、医疗器械生产方及社保等各方收益。但是，医院在国家投入有限的情况下，自负盈亏，采用按劳分酬的方法来核定医务人员的薪酬发放。单病种付费制度下，医院为应对财务压力，一定会逐渐裁减非盈利科室，支持盈利科室大力发展，导致部分不盈利或盈利差的科室被撤销或者缩减，相关科室的医务人员大量流失，减少了临床服务项目，影响医疗服务的安全性和高效性。当然，也可能导致临床医务人员以支付价格高的诊断为主诊断，忽略支付价格低的疾病诊断，从而导致流行病学采集的数据错误混乱，误导国家和社会医疗制度的制定，影响医学可持续发展。

正因为存在以上问题，国内外还没有一个非常完美的医疗付费方式。在不断的探索中，国内外专家也在进行论证，只有在临床实践中不断完善，才能形成操作性较强、符合患者利益、符合医院现状、符合医务人员现状、符合国家和医保系统相关制度的结算方法。目前，弹性结算制度是一种较好的创新，对医院的合理工作量，特别是增加的服务部分可视作不同情况给予补贴，从而引导医院合理检查、合理用药、合理治疗、规范管理、公平竞争。

按照医疗费用由谁支付（支付方），可以将医疗付费方式分为社保全额支付、社保部分支付、保险公司全额支付、保险公司部分支付、自费支付等。各个国家的支付方式不同，一个国家内不同系统的支付方式也是有差异的，医疗费用的支付方式体现了政府对居民健康的重视程度。1998 年国务院颁布了《关于建立城镇职工基本医疗保险制度的决定》，对我国的医疗保险制度进行改革。目前，大部分人口已经被我国的社保覆盖。我国采用的是社保部分支付、保险公司部分支付和部分自费支付的混合制医疗付费制度。根据不同社保缴费基数，自费的比例是不同的，大部分普通群众可能需要自费超过一半以上的医疗费用。部分自费医疗是指医疗保健费用由个人支付部分或全部的一种医疗保健制度。从各种医疗保健制度的特点和管理复杂性看，一个国家或地区很难全部实行单一的医疗保健制度。部分自费医疗是我国现阶段采取的符合我国国情的一种在医疗保健方面的"交换"方式，这种一方提供医疗服务，另一方自费支付部分报酬的方式，目前在我国仍是一种主要的医疗制度，特别是在广大农村。

部分自费医疗在经济水平上制约了患者寻求医疗保健服务的行为，降低了相当一部分人群抵御疾病风险的能力。同时，由于部分自费医疗费用造成的经济负担给患者、家庭带来了巨大的心理负担，很多经济条件差的家庭由于没钱看病而延误了病情，或者借钱看病，虽身体康复但举债的压力给身心造成持久的不良影响。随着我国现代社会生产力和经济的发展，人们健康观念的转变，健康已成为人们普遍享有的基本权利，预期自费医疗支付的比例会逐渐降低，减少患者及家人对医疗服务的经济担忧，可以整体减少医院内因为费用结算导致的医疗纠纷。

3. 医疗价格合理性解释：患者出院时如果对医疗价格有异议，需要康复医师进行解释沟通。既往极少的资料讨论过如何与患者沟通医疗价格的合理性。在医院临床中康复医师每天会遇见相关咨询。采用"鸵鸟"行为可以回避一时，但不能解决实际问题，让矛盾激化往往导致医疗纠纷。经常谈到的问题主要有以下几点。

（1）医疗成本释疑：患者说注射器就几元钱，加上药物费用怎么就几大千元？成本是多少？是不是暴利？康复医师往往只能说价格是卫生主管部门、药厂和医院规定的。可能患者直接会去找医院医务办公室，进行激烈的争执。其实可以给患者好好算算成本，如药物成本就是为实现一定目的而耗费的所有本钱，并不是患者眼前看到的这些实物，还包括很多隐形成本。成本包括药品开发的设计成本（最贵的部分，新药研发以亿元起步，医疗器械研发以千万元起步）、药品直接成本（包括原材料、工资福利和制造费用等）、药品间接成本（包括管理费用、生产设备折旧费用、财务费用、运输成本和销售费用等）、药品创新研究与开发成本等。患者能理解的只是药品直接成本，这反而是药品价格成本中占比最小的一部分。其他看不见的药品成本才是昂贵的、重要的成本，也是药品安全和创新的重要保证。

（2）收费体制释疑：患者及其家属可能对我国医疗收费制度不能理解，从而迁怒医务人员。要积极做好沟通，必要时多进行分析类比，以缓解矛盾。可以分析国内外医疗收费制度的变迁，获得患者及家属的理解。如要强调我国用较少的投入取得了医疗卫生事业较大的成就。随着社会的发展，投入与需求的矛盾越来越突出，群众的医疗忧患意识也越来越强，已严重影响到国民的健康素质和医疗满意度。卫生服务公平性并不是一个单纯的医学技术问题，而是一个涉及政治、经济的问题。虽然我国财政卫生投入不足，但是可以看到我国卫生水平逐年提高，如2005年我国居民的人均预期寿命是72.95岁，到2021年上升为78.2岁。近年来，虽然我国的国家财政医疗负担较小，但主要健康指标在全球中高收入国家中已经位居前列，说明我国卫生个人负担较重，但也体现了全国医务人员的无私奉献获得了较好的回报。

4. 医疗预期与心理疏导：心理疏导是康复医师必须掌握的基本技能，特别是对无法实现过高预期的患者及家属。如果患者出院的时候，不能直接回家，不能实现生活的独立自主，不能直接回归社会生活，还需要进入专科医院、联盟医院或康养中心进行后续治疗，患者及家属往往会表现明显的满意度下降。这个时候，对患者及家属进行适当的心理疏导，是康复医师的必要责任。掌握相关心理疏导的技巧和方法，有利于提高康复医师的临床诊治能力。

第十七章　出院后转归表单

一、表单内容

出院后转归表单见表 17-1。

表 17-1　出院后转归表单

分类	内容	是否
联盟单位转介	网络联盟医院	□是，□否
	领办型医联体	□是，□否
	学科联盟医院	□是，□否
	分区分院转介	□是，□否
	医疗联合体	□是，□否
专科机构转介	康复专科医院	□是，□否
	康养机构	□是，□否
	养老机构	□是，□否
	福利机构	□是，□否
社区康复转归	社区卫生服务院	□是，□否
	乡村卫生服务站	□是，□否
	诊所服务	□是，□否
家庭照护转归	居家康复	□是，□否
	康复护理	□是，□否
	环境改造	□是，□否

注：仅供参考，按照临床需求修改。

二、表单说明

（一）患者出院转归

患者出院后管理是非常重要的，包括信息咨询、转院转科、社区服务、家庭照顾和专科诊治等。如果疾病诊治中出现更多的并发症，需要其他科室的医生会诊或者转科治疗，要帮助患者安全地转运入相关科室。如果患者需要转院，回到当地或者上级相关医院进行诊治，也要适当提供相关的病情证明和病情辅助检查材料，帮助相关医院更好地诊治患者。如果患者需要回到社区医疗服务中心诊治，尽可能提供患者后期的康复治疗流程或者建议，规划好相关的后续药物治疗，使其带上足够的药物出院，达到患者平安稳定地在社区医疗服务点继续诊治的目的。如果患者需要直接回到家庭，需要对患者的家属和照护陪伴进行相关教育，对患者的照护尽可能保持平稳过渡，让患者获得更好的后期生活。

（二）专科医院发展

随着中国经济发展水平的提高，人们越来越重视自身的健康，医疗服务消费早已突破了"有病求医"的观念，医疗消费动机表现出多层次、多样化的特点，既往"治病救人、有命就行"的观念悄然改变，强调病好后的独立生活和后期生活质量的需求不断增长。由此，康复服务也悄然"升温"，患者对高质量回归家庭、回归社会的潜在需求不断增长，对高质量健康的长寿服务要求的一再提高。这些改变催生了个性化的特需服务，也为专科医院开拓出更多的市场。

私立医院指的是由个人或合伙人开办的股份制营利性医院，其对社会需求的把握更加灵活多变。以康复护理、康复治疗、康复养老等为特色的专科医院蓬勃发展，大大满足了人民群众的需求。

（三）社区康复的定义

社区康复是指以社区为基础开展残疾人康复工作。它是一种康复策略和制度，与医院康复完全不同。随着社区康复的不断发展，其定义也在不断完善。1981 年世界卫生组织康复专家委员会对社区康复所下的定义为："在社区的层次上采取的康复措施，这些措施是利用和依靠社区的人力资源而进行的，包括依靠有残损、残疾、残障的人员本身，以及他们的家庭和社会。"1994 年，联合国教科文组织、世界卫生组织、国际劳工组织联合发表了一份关于社区康复的意见书，对社区康复下了新的定义："社区康复是社区发展计划中的一项康复策略，其目的是促进所有残疾人享有康复服务、实现机会的均等，有充分参与成为社会一员的目标。社区康复的实施，要依靠残疾人自己、残疾人亲属、残疾人所在的社区以及卫生部门、教育部门、劳动就业部门和社会服务部门等的共同努力。"社区康复的均等要求由五个部分组成：健康、教育、工作、社会、赋能。每个部分又有五个要素。社区康复是与医院康复相并行的一种康复策略，是对医疗康复理论的扩展，是在现代康复医学理论指导下进行的康复实践。

（四）社会康复的定义

社会康复是残疾人全面康复的一部分。它是指从社会的角度推进医疗康复、教育康复、职业康复等工作，动员社会各界、各种力量，为残疾人的生活、学习、工作和社会活动创造良好的社会环境，使他们能够平等参与社会生活，并且能够充分发挥自己的潜能，自强自立，享有与健全人同样的权利和尊严，并为社会履行职责，做出贡献。社会康复与社区康复的概念不同，它不是康复治疗的策略，而是从社会的角度推进对残疾人的社会均等机会。社会康复更强调社会面的政策制定和社会环境的无障碍改造等。

三、表单解读

（一）联盟单位转介

1. 网络联盟医院：患者院间移动的重点，落实国家"发展和谐包容医联体、构建共享共赢生态圈"的分级医疗政策，设立双向转诊工作的组织、协调、实施服务流程。

推进建立大医院带社区的服务模式和医疗、康复、护理有序衔接的服务体系，更好地发挥三级医院专业技术优势及带头作用，加强社区卫生机构能力建设，鼓励康复和护理机构发展，构建分级医疗、急慢分治、双向转诊的诊疗模式，促进分工协作，合理利用资源，方便群众就医，推进区域医疗联合体系（简称"医联体"）建设，这是深化医药卫生体制改革的重要举措。

2. 领办型医联体：以四川大学华西医院为例，通过与政府深化合作，以"信息统一与共享、业务管理统一与共享、资源管理统一与共享"为靶向，以"管理输出＋技术输出"为载体，去领办当地龙头医疗机构，由当地龙头医疗机构向下辐射区域内的医疗卫生机构，从而构筑起跨区域、覆盖全域的"四川大学华西医院—地市级医院—县区级医院—基层医疗机构"分级协同医疗服务体系。

3. 学科联盟医院：以四川大学华西医院为例，为充分发挥四川大学华西医院作为国家级疑难重症医疗中心、国家临床医学研究中心及医疗协同网络平台的作用，辐射和带动区域内、区域间医疗服务能力提升和医疗服务同质化，截至2021年，四川大学华西医院已牵头成立近40个学科/专病联盟，来自全国30个省（直辖市、自治区）共计800余家兄弟医院2400余个兄弟科室加入其中。华西学科联盟进一步加强联盟单位学科内涵建设，在联盟内推广专科诊疗规范，推进疾病分级诊疗，建立专科医疗团队同质化培养体系，加强科研合作，通过医教研三位一体帮扶，实现区域学科优势互补、协同发展，促进西部地区学科整体能力的提升。

4. 分区分院转介：分区分院是由主院区统一建立的非独立营运的医疗单位。分院区与主院区建立患者互转绿色通道，保证患者的平稳过渡。分院区的建立是为了便于患者就近就诊，以现有资源为基础，统筹各院区资源布局，明确不同院区的功能定位。在医疗资源薄弱的边远地区、城市新区等，规划布局综合性院区，满足当地群众基本医疗服务需求；在医疗资源有一定基础的区域，建设发展具有特色的专病、专科中心，满足群众多层次、多样化就医需求。在分院区布局优势学科群，以重要系统、重点器官、重大疾病为核心的中心化建设发展模式，建立专科疾病的康复治疗中心是重点。建立不同院区间患者转诊、会诊机制，为患者提供"诊疗—护理—康复"连续性服务。各分院区不单独进行评审评价和审核校验。原则上，主院区、分院区统一作为卫生监督执法对象。医院主院区、分院区共同作为互联网医院依托单位，分院区不单独作为互联网依托单位。分院区开展的诊疗行为应与其登记的执业范围、诊疗科目相适应。按照卫生管理部门规定，在同一省内设置分院区的，统一在主院区执业注册，无需办理变更注册和多机构备案手续。分院区应建立与主院区同步的医疗技术临床应用管理和手术分级管理制度。在主院区获得相应医疗技术资质的医师，在分院区具备场地、设施、设备等条件的基础上，可以开展相应医疗技术，包括经备案开展限制类医疗技术。对于人体器官移植、人类辅助生殖等国家实施准入管理的医疗技术，在实行分院区单独准入管理的基础上，优化审核准入流程，简化申报审批程序。要求各院区由统一党委领导，建立扁平化行政管理框架，主动控制运行成本；清晰界定主院区和分院区管理权限；专门设置统一部门对不同院区间财务统一管理、集中核算、统筹运营；实现不同院区间人员统一招聘、培训、调配和管理。

5. 医疗联合体：是分级诊疗的重点，将同一个区域内的医疗资源整合在一起，通常由一个区域内的三级医院与二级医院、社区医院、村医院组成一个医疗联合体。以政府主导统筹规划为原则，按照网格化，根据不同医疗机构的功能、定位、级别组建。2020年7月17日，国家卫生健康委员会发布与国家中医药管理局联合印发的《医疗联合体管理办法（试行）》，提出加快推进医疗联合体建设，逐步实现医疗联合体网格化布局管理，全面启动医疗联合体建设试点，推动医疗资源下沉，患者双向转诊，逐步缓解看病难问题。

医疗联合体更重要的是要解决"医院封闭三大围墙"（物理围墙、人员围墙和信息围墙）的痛点问题。我国医院，特别是公立医院过分强调医务人员的单位人身份和患者信息隐私保护，导致医疗资源总量短缺，医疗费用不断增长，药品价格虚高，各个医院不能实现患者信息的共享，人力资源短缺和医疗技术壁垒森严，导致优质医疗资源过分集中。

以四川大学华西医院为例，2001年，华西远程医学网络启航，充分发挥四川大学华西医院在中国西部地区优势资源的辐射作用，构建优质高效的医疗卫生服务体系，提高优质医疗资源可及性和医疗服务整体效率。经过 20 多年的发展，华西远程医学网络现已覆盖 25 个省（直辖市、自治区），联盟医院超过 700 家，实现了四川地区 183 个区（县、市）全覆盖，"四川大学华西医院—地市级医院—县区级医院—基层医疗机构"的远程分级协同医疗体系日臻成熟。借助华西远程医学网络与各级医院开展协同医疗服务与医学教育培训。现已累计在线培训各级各类基层医务人员 700 余万人次，为基层医院提供疑难疾病远程会诊咨询服务突破 5 万例。2016 年起，四川大学华西医院以优质学科资源为支撑，以学科协作为纽带，逐步探索学科联盟医联体模式，组建以西部地区为主、辐射全国的特色专科医联体。四川大学华西医院从不同层面及不同角度对华西远程联盟医院进行专科对口扶持、业务指导、远程会诊、双向转诊、信息互通，在甘孜州、阿坝州、凉山州等部分社区医疗机构及乡卫生院设立区域专科中心、联合药品配送系统等，对医联体建设进行了初步探讨并取得了一定成果。

（二）专科机构转介

1. 康复专科医院：专科医院（Specialized Hospital）指的是只做某一个或少数几个医学分科的医院。康复专科医院就是只做分科中的康复科，不像综合医院那样分科齐全。

2. 康养机构：康养是健康和养生的集合。康养不是单纯的养老，也不是单纯的康复服务提供，而是康养旅居的概念。康养需要找一个可以长期留驻之地，住下来接受基本的康复护理照护。康养包含身心两方面，不同于医院，也不同于养老院，是在心情愉悦中调理身心，同时享受康复的专业照护。康养以低水平的康复治疗和高水平的照护活动为中心。对于慢性功能障碍患者，直接或间接提供提高生活质量的文化、信息、人力、物力、财力、智力等物质或非物质服务，与支持的行业或部门合作。当然，康养是一个范围非常广的概念名词，其内部也根据不同的标准进行了细致的划分，一部分人将康养单纯地理解为依托地理资源优势进行房地产销售，这是完全错误的观点。在康养中康复的专业作用不能忽略。

3. 养老机构：专业养老照护机构，主要包括公立和私立两种。养老机构主要针对高龄空巢长者、坐轮椅长者、住院需陪护长者、术后/出院康复长者、长期卧床长者、认知障碍者等，提供长期陪护/照顾、短期/长期照护等。养老机构提供的基础照护有助浴、洗发、剃须、修剪指甲、皮肤护理、生命体征监测、协助进食/水、协助更衣、陪同外出、交流陪伴、提醒服药。专业照护有预防褥疮、协助翻身、扣背排痰、协助移动、血糖监测。养老机构可以安排员工提供一对一专属服务，科学评估适配照护计划，保障专业团队服务等。为满足不同人群的养老需求，通过专业评估为个体匹配专业照护师、管床护士，并通过养老机构整合型服务系统共同提供长居者的养老照护服务，让养老照护更便捷、长居者生活质量更舒适、家庭更放心。

4. 福利机构：国家、社会及团体为救助社会困难人士、疾病患者而创建的用于为他们提供衣食住宿或医疗条件的爱心场所。按照中华人民共和国《社会福利机构管理暂行办法》规定，我国老年人社会福利机构包括三大类：①老年人社会福利机构，如收养性养老院、老年人福利院；②文化娱乐性老年人文化活动站（所、室）；③一般服务性托老所、老年医院等。儿童社会福利机构包括：①收养性儿童社会福利机构，如儿童福利院、弃婴安全岛；②康复性儿童社会福利机构；③教育性儿童社会福利机构，如SOS儿童村等。残疾人社会福利机构包括：①收养性残疾人社会福利机构；②康复性残疾人社会福利机构；③教育性残疾人社会福利机构等。在中国，公办福利机构由国家兴办，民政部门具体管理，对收养的人群统一抚养、分类管理，实行养、治、教相结合的工作方针，保障弱势群体的合法权益，维护社会稳定。

（三）社区康复转归

社区康复是基于基层医疗卫生服务体系来实施的。基层医疗卫生服务体系指由疾病预防控制机构、城市社区卫生服务中心、乡镇卫生院等城乡基本医疗卫生机构向全体居民提供服务和公益性的公共卫生干预措施，主要起疾病预防控制作用。出院患者如果要继续进入基层医疗卫生服务体系获得持续的医疗康复服务，必须要与相关的机构联系，并提供详尽的诊治资料。目前基于我国的实际情况，基层医疗卫生服务体系有可能需要财务上自负盈亏，为保证患者的后续康复服务，政府可以向基层医疗卫生服务体系购买公共卫生服务项目。

在城镇中一般建立社区卫生服务网点，而乡村则成立乡村卫生服务站，部分私立诊所也可以成为出院患者后续康复的依靠，这些都是社区康复的组成部分。社区康复是社区建设的重要组成部分，是在政府领导、社区参与、上级卫生机构指导下，以基层卫生机构为主体，全科医师为骨干，合理使用社区资源和适宜技术，以人的健康为中心、家庭为单位、社区为范围、康复需求为导向，以妇女、儿童、老年人、慢性病患者、残疾人、贫困居民等为服务重点，以解决社区主要康复医学问题、满足基本康复服务需求为目的，结合可行的基本康复服务功能等，有效、经济、方便、综合、连续的基层康复服务。

（四）家庭照护转归

功能障碍患者回归家庭后，其照护和康复是家庭的难点和痛点。以家庭为主的康复护理模式在一定程度上掩盖了大多数患者回归家庭后的疾病变化的严重性，而家庭照护者疲于24小时不间断看护，身心长期承受巨大压力。社会支持资源短缺，标准化、规范化的临床诊疗和人性化的照护康复需求远远未被满足。部分机构引入社区嵌入模式，以普及家庭康复为目的，为患者提供洗澡、陪诊、日间照护及康复理疗等专业上门服务，给患者的居家康复带来体面和尊严。家庭康复照护的范畴是康复专业和护理专业的医学服务和帮助，如口腔护理、肢体康复治疗、伤口护理、疼痛管理、疾病教育甚至临终关怀服务。提供服务者最好是持有执照的医疗专业人士，如执业护士、注册护士、物理治疗师、作业治疗师等。

患者回归家庭是好事，对家人也是大事。一个严重功能障碍患者回归家庭，会导致全家人的生活节奏改变，早期的混乱可能影响患者的顺利康复。更好地让患者在家中恢复健康需要康复专业人士参与指导。指导包括很多方面，如家庭环境改造、家庭照护技术、家庭陪护时间安排、家庭照护设备准备、家庭医疗信息准备、家庭资源调配、家庭照护短期计划、家庭照护长期计划、家庭卫生经济测算、家庭人员压力调整、家庭应急流程和家庭关系维持等。

对慢性病或部分功能丧失人群的照料不能只关注患者的心身健康，还要关注家人的心身健康。为此，提出以下康复家庭照护策略。

1. 预防并发症：长期活动能力不足以及卧床患者容易合并肺部感染、尿路感染、皮肤褥疮、血栓形成等并发症。因此，康复运动训练和皮肤检查必不可少。适度增加身体活动或在辅助下被动运动或活动肢体，保持皮肤干爽舒适，避免长期受压造成皮肤损伤等，同时注意补充营养，提升自身免疫力，避免各种合并症的发生。

2. 饮食照护：进食有困难，可改为流质饮食，以保证顺利摄入。注意色香味符合患者的饮食习惯，以便调动食欲。保证食物多样化，从而保证丰富的营养摄入。以高蛋白、低脂肪、高纤维素、易消化饮食为主，如瘦肉、蛋类、牛奶、无刺的鱼虾肉、谷类、薯类、新鲜的蔬菜和水果等，同时，注意每天不少于3000mL的饮水量。这样既增强抵抗力，又促进排便。保证患者的饮食摄入，防止因摄入量不足导致电解质紊乱，营养失衡。

3. 安全改造：对于防跌倒、防坠床，要做好环境改造，尽可能采用无障碍措施，保证环境安全。居所内主要生活区域，如卧室、厨房、卫生间、衣橱等，做好鲜明的标识；让患者在熟悉的生活环境中无压力地生活，提升生活质量。

4. 大小便照护：帮助患者建立排便规律，保持大小便通畅。对于大小便不能自理患者，需要做好照护，可以穿纸尿裤，有便溺污染时定时擦洗，保持衣服、床褥清洁干爽。

5. 调整睡眠节奏：患者往往白天、晚上睡眠时间颠倒。夜间经常出现不停起床、上厕所、循衣摸床等较为紊乱的行为，不能很好地睡觉。白天则困倦难耐，常在日间呼呼大睡。这样的作息常与照料者的作息不相契合，日久天长，增加照料者的负担，影响患者的身心健康。可以根据患者情况适当使用镇静剂，并且为患者制订作息计划，日间增加康复治疗，加强主动运动，提高兴奋性，减少困倦。夜间按时上床，按时起床，作息规律。

6. 用药安全：根据患者病情严重程度做好药物管理。病情较轻时，由照料者协同管理药物，并提醒协助按时按量服药，观察药物服用后反应并及时反馈给家属或医生；病情较重时，药物由照料者管理，按时按量给患者服用，做好病情观察，避免用药安全隐患。

主要参考资料

［1］ Huang J，Fan Y，Zhao K，et al. Do patients with and survivors of covid－19 benefit from telerehabilitation? a meta－analysis of randomized controlled trials ［J］. Front Public Health，2022，SEP.

［2］ Zhang H，Li C，Qu Y. Neuroprotective mechanisms of vagus nerve stimulation on cognitive impairment with traumatic brain injury in animal studies：a systematic review and meta－analysis ［J］. Front Neurol，2022，SEP.

［3］ Zhang H，Zhao Y，Qu Y. The effect of repetitive transcranial magnetic stimulation （rTMS） on cognition in patients with traumatic brain injury：a protocol for a randomized controlled trial ［J］. Front Neurol，2022，MAR.

［4］ Liang D，Yun Q. Body activity grading strategy for cervical rehabilitation training，computer methods in biomechanics and biomedical ［J］. Engineering，2022，SEP.

［5］ Huang J，Qu Y，Liu L，et al. Efficacy and safety of transcranial direct current stimulation for post－stroke spasticity：a meta－analysis of randomised controlled trials ［J］. Clin Rehabil，2022，MAR.

［6］ Huang J，Yang C，Zhao K，et al. Transcutaneous electrical nerve stimulation in rodent models of neuropathic pain：a meta－analysis ［J］. Front Neurosci，2022，JAN.

［7］ 赵紫岐，马睿，屈云. 基于临床实践的卒中后抑郁评估现状分析 ［J］. 中国康复医学杂志，2022，37（6）.

［8］ 李思敏，吴姁怿，王娇，等. 气管切开患者拔管管理研究进展 ［J］. 华西医学，2022，37（5）.

［9］ 王婷婷，魏清川，马锡超，等. 脑卒中运动功能障碍的规范化三级康复策略探讨 ［J］. 华西医学，2022，37（5）.

［10］ 董梁，屈云. 用于转轴结构运动康复器械的便携式监控设备 ［J］. 中国医疗器械杂志，2022，46（2）.

［11］ 黄能，刘祚燕，屈云. 不同年龄脑卒中患者出院后六个月康复状况的调查研究 ［J］. 华西医学，2022，37（1）.

［12］ 董梁，屈云. 远程康复中穿戴式传感器的运动捕获算法设计及应用 ［J］. 中国医疗设备，2021，36（11）.

［13］ 霍彩玲，赵科洪，刘祚燕，等. 巴林特小组疗法改善脑卒中患者负性情绪的效果 ［J］. 广西医学，2021，43（6）.

［14］ 叶致宇，屈云，谢雪梅. 双侧重复经颅磁刺激联合常规康复训练治疗脑卒中后吞咽障碍

效果观察［J］. 中华保健医学杂志，2021，23（1）.

［15］赵科洪，马睿，屈云. 远程康复技术在脑卒中患者平衡康复的应用［J］. 中国康复，2021，36（5）.

［16］王婷婷，屈云. 中国脑卒中云康复现状［J］. 华西医学，2020，35（6）.

［17］牟进，马睿，屈云. 卒中后认知障碍的远程康复研究进展［J］. 华西医学，2020，35（6）.

［18］马睿，王婷婷，刘洪红，等. 脑卒中失语及认知障碍患者非言语性焦虑评估研究进展［J］. 中国康复医学杂志，2020，35（4）.

［19］马睿，屈云，王婷婷，等. 远程康复技术在记忆障碍中的应用研究进展［J］. 中国康复，2019，34（8）.

［20］王静静，马睿，屈云. 脑卒中下肢远程康复技术研究进展［J］. 中国医疗器械杂志，2019，43（3）.

［21］谢苏杭，杨霖，杨永红，等. 康复医联体——学科建设新战略［J］. 华西医学，2019，34（5）.

［22］张通，赵军，白玉龙，等. 中国脑血管病临床管理指南（节选版）——卒中康复管理［J］. 中国卒中杂志，2019，14（8）.

［23］刘洪红，都天慧，王婷婷，等. 远程康复设备梯度式运动功能自动评定系统在脑卒中患者中的应用［J］. 中国医疗器械杂志，2018，42（2）.

［24］刘思佳，屈云. 远程睡眠监测移动设备的设计［J］. 中国医疗器械杂志，2018，42（3）.

［25］黄丹，屈云. 缺血后处理对脑缺血保护作用的实验研究进展［J］. 中国康复医学杂志，2017，32（5）.

［26］都天慧，袁梦玮，屈云. 基于安全性和用户体验的远程康复系统设计［J］. 中国医疗器械杂志，2017，41（2）.

［27］孟琳，都天慧，范晶晶，等. 基于微型传感器的可穿戴远程康复设备的设计［J］. 中国医疗器械杂志，2017，41（3）.

［28］孟琳，魏清川，都天慧，等. 卒中患者在日常生活及社会参与能力方面康复需求情况的调查分析［J］. 贵州医药，2017，41（5）.

［29］孟琳，黄丹，刘洪红，等. 脑卒中康复治疗新技术研究进展［J］. 中国现代神经疾病杂志，2017，17（3）.

［30］屈云. 重症康复——从管理到实践［M］. 成都：四川大学出版社，2022.

［31］屈云. 卒中云康复——从人工智能到远程康复［M］. 成都：四川大学出版社，2021.

［32］屈云. 康复医学留学生教材——从期望到实现［M］. 成都：四川大学出版社，2020.

［33］屈云. 康复医学病房建设和管理——从规范到标准［M］. 香港：国际学术出版社，2019.

［34］屈云. 中国脑血管病临床管理指南［M］. 北京：人民卫生出版社，2019.

［35］屈云. 康复医师专科培训教材——从经验到精湛［M］. 成都：四川大学出版社，2018.

［36］屈云. 精准康复医师宝典——从精湛到规范［M］. 昆明：云南科技出版社，2018.

［37］屈云. 实用临床康复医学［M］. 西安：西安交通大学出版社，2017.

［38］屈云. 县级医院继续医学教育培训系列教材：皮肤康复分册［M］. 北京：人民卫生出版社，2014.